高等医学院校康复治疗学专业教材

The Introduction of Rehabilitation Medicine

康复医学导论

（第二版）

● 李建军　桑德春　编著

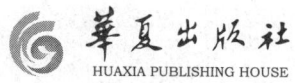

高等医学院校康复治疗学专业教材（第二版）
组织委员会与编写委员会名单

组织委员会

顾　　　问	吕兆丰
主任委员	李建军
常务副主任	董　浩　线福华
副主任委员	王晓民　高文柱　张　通　梁万年　励建安
委　　　员	李义庭　付　丽　张凤仁　杨祖福　陆学一
	马小蕊　刘　祯　李洪霞

编写委员会

学术顾问	卓大宏　周士枋　南登昆　吴宗耀
主　　审	纪树荣　王宁华
主　　编	李建军
副主编	董　浩　张　通　张凤仁
编　　委	（以姓氏笔画为序）
	江钟立　刘克敏　刘　璇　纪树荣　华桂茹
	朱　平　乔志恒　李建军　李胜利　陈立嘉
	陈小梅　陈之罡　张　琦　金　宁　赵辉三
	恽晓平　贺丹军　桑德春　敖丽娟　付克礼

办公室主任 杨祖福　　**副主任** 李洪霞

高等医学院校康复治疗学专业教材
再版序言

　　高等医学院校康复治疗学专业教材第一版是由首都医科大学康复医学院和南京医科大学第一临床学院联合组织编写，一大批具有丰富临床和教学经验、有高度责任感、有开创精神的老教授和康复医学工作者参与了教材的创建工作。本套教材填补了我国这一领域的空白，满足了教与学的需要，为推动康复治疗学专业快速发展做出了巨大贡献。

　　经过自2002年以来的各届学生使用后，根据教学反馈信息、康复医学的发展趋势和教育教学改革的要求，首都医科大学康复医学院又组织在临床教学、科研、医疗第一线的中青年教授、学者，尤其以康复治疗学专业一线的专家为主，继承和发扬老一辈的优良传统，借鉴国内外康复医学教育教学的经验和成果，对本套教材进行修订和改编，力争使修订后的第二版教材瞄准未来康复医学发展方向，参照国际PT和OT教育标准，以培养高素质康复治疗专业人才为目标，以满足教与学的需求为基本点，在阐述康复治疗学理论知识和专业技能的同时，紧密结合临床实践，加强了教材建设改革和创新的力度，形成了具有中国特色的康复治疗学专业教材体系。

　　二版教材的修订和编写特点如下：

　　●在对教师和学生广泛与深入调研的基础上，总结和汲取了第一版教材的编写经验和成果，尤其对一些不足之处进行了大量的修改和完善，充分体现了教材的科学性、权威性与创新性，并考虑其在全国范围的代表性与在本土的适用性。

　　●第二版教材坚持了"三基(基本理论、基本知识、基本技能)、五性(思想性、科学性、启发性、先进性、适用性)和三特定(特定对象、特定要求、特定限制)"的原则，以"三基"为重心、以临床应用为重点、以创新能力为培养目标，在继承和发扬第一版教材优点的基础上，保留经典且注重知识的更新，删除了陈旧内容，增补了新理论、新知识和新技术。

　　●第二版教材的内容抓住了关键，突出了重点，展示了学科发展和教育教学改革的最新成果，体现了培养高素质康复治疗学专业人才的目的。因其层次分明，逻辑性强，结构严谨，图文并茂，并且做到了五个准确——论点准确、概念准确、名词术语和单位符号准确、语言文字准确、数据准确且材料来源可靠，所以属于现阶段的精品教材。

　　●第二版教材共计19种，根据康复治疗学专业要求，新增《职业关联活动学》1种。

1.《康复医学导论》由李建军教授主编,主要介绍康复与康复医学的基本概念、基础理论知识、康复医学的基本方法、康复医疗服务体系、康复专业人员教育和培养,以及残疾人康复事业等相关问题,是学习康复医学的入门教材。

2.《人体发育学》由江钟立教授主编,是国内第一部以新的视角论述人体发育与康复治疗理论的专著。

3.《运动学》由刘克敏主任医师和敖丽娟教授主编,是康复治疗理论的基础教材,内容包括:生物力学、正常人体运动学、运动障碍学、运动生理学、运动生化学、运动心理学。

4.《物理疗法与作业疗法概论》由桑德春主任医师主编,主要介绍物理疗法和作业疗法的发生、发展过程,与之有关的基本概念、基本理论、基本特点及学习、运用的基本方法。

5.《康复疗法评定学》由恽晓平教授主编,全书系统介绍康复评定学概念及理论、相关基础知识、评定原理、评定所需仪器设备和方法,以及临床结果分析,理论与临床操作相结合,兼顾学科新进展,是国内外首部,也是唯一一部全面、详尽论述康复评定理论与实践的专业著作。

6.《运动疗法技术学》由纪树荣教授主编,是国内第一部运动疗法技术学专著,详细介绍运动疗法技术的基本理论、常用的各种治疗技术及其在实际工作中的应用方法。

7.《临床运动疗法学》由张琦副教授主编,根据国际上运动疗法发展的新理念,结合国内运动疗法及其临床应用编写而成,是国内目前内容最全面的临床运动疗法学教材。

8.《文体疗法学》由金宁主任技师主编,主要介绍利用体育、娱乐项目对患者进行治疗的方法,是PT和OT的补充和延伸,也是国内第一部文体康复治疗的专著。

9.《理疗学》由乔志恒教授和华桂茹教授主编,内容包括物理疗法概论、各种电疗法、光疗法(含激光)、超声疗法、磁场疗法、温热疗法、水疗法和生物反馈疗法等。

10.《基础作业学》由陈立嘉主任医师主编,主要介绍现代作业疗法的基本理论、基本技术和基本方法,也是第一部此领域的专著。

11.《临床作业疗法学》由陈小梅主编,国内和日本多位具有丰富作业疗法教学和临床治疗经验的专家共同撰写,涵盖了作业疗法的基本理论、评定和治疗方法等内容,并系统地介绍了脑卒中、脊髓损伤、周围神经损伤、骨科及精神障碍等不同疾患的康复特点和作业治疗方法,内容全面,具有很强的实用性。

12.《日常生活技能与环境改造》由刘璇副主任技师主编,是我国国内有关残疾人日常生活动作训练,以及患者住房和周围环境的无障碍改造的第一部专著。

13.《康复心理学》由贺丹军主任医师主编,从残疾人的角度入手,论述其心理特征及康复治疗手段对康复对象心理的影响,将心理治疗的理论和技术运用于心理康复,是国内第一部康复心理学方面的专著。

14.《假肢与矫形器学》由赵辉三主任医师主编,内容包括:与假肢装配有关的截肢,截肢者康复的新观念、新方法,常用假肢、矫形器及其他残疾人辅具的品种特点、临床应用和装配适合性检验方法。

15.《中国传统康复治疗学》由陈之罡主任医师主编,内容主要包括中国传统医学的基本理论、基本知识,以及在临床中常用且比较成熟的中国传统康复治疗方法。

16.《言语治疗学》由李胜利教授主编,借鉴国际言语康复的现代理论和技术,结合国内言语康复的实践经验编写而成,是国内第一部内容最全面的言语治疗学教材。

17.《物理疗法与作业疗法研究》由刘克敏主任医师主编,是国内第一部指导PT、OT专业人员进行临床研究的教材,侧重于基本概念和实例分析,实用性强。

18.《社区康复学》由付克礼研究员主编,是PT、OT合用的教材,分上、中、下三篇。上篇主要介绍社区康复的最新理论、在社区开展的实践活动和社区康复管理知识;中篇主要介绍社区实用的物理疗法技术和常见病残的物理治疗方法;下篇主要介绍社区实用的作业疗法技术和常见病残的作业治疗方法。

19.《职业关联活动学》由吴葵主编,主要介绍恢复和提高残疾人职业能力的理论和实践方法。

在本套教材的修订编写过程中,各位编写者都本着精益求精、求实创新的原则,力争达到精品教材的水准。但是,由于编写时间有限,加之出自多人之手,难免出现不当之处,欢迎广大读者提出宝贵的意见和建议,以便三版时修订。

本套教材的编写得到日本国际协力事业团(JICA)的大力支持,谨致谢忱。

高等医学院校
康复治疗学专业教材编委会
2011年6月

《康复医学导论》
再版前言

本教材第一版出版发行后,得到了广大使用者和读者的好评,反馈了许多良好建议。近年来,随着科技的进步,康复医学事业在世界范围内得到了飞速发展。康复医学的基础理论和基本技术进一步完善,康复医学知识不断更新,康复医学医疗和教育机构逐年增多,康复医学的队伍继续扩大,使得越来越多的人的康复需求得到满足。

为了适应形势发展的需要,我们根据第一版教材的使用情况,在查阅了大量新文献的基础上进行了修订,努力把所有的资料和数据都更新到最近可能达到的水平,完成了《康复医学导论(第二版)》的编写工作。本教材旨在使教材使用者系统掌握康复医学的理论知识、基本技能,提高其解决实际问题的能力,是学习康复医学的入门教材。

我们根据编写要求和实际使用的需要,对教材的章节进行了重新编排,对篇幅和内容不合理的章节进行了调整、修订和必要的补充,增加了部分章节,如第一章第四节"健康、疾病、残疾与康复医学",第六章"康复事业"等。

本教材分六章。第一章绪论,介绍康复与康复医学的概念、康复医学的发展历程、健康与康复医学的关系、疾病与康复医学的关系、残疾与康复医学的关系、如何学习康复医学等。第二章康复医学基础,介绍运动学基础、人体发育学基础、神经学基础、心理学基础、残疾学基础等。第三章康复医学的手段与方法,介绍康复医学的手段、康复医学的工作方法、康复对象的管理等。第四章康复医疗服务体系,介绍康复医疗服务方式、专业康复的方法、社区康复的方法等。第五章康复专业人员教育和培训,介绍学历教育、康复医学专业人员的培训等内容。第六章康复事业与残疾人社会保障,介绍国内外康复事业与组织、国内外残疾人事业与组织、残疾人社会保障体系等。

本教材编写过程中注重科学性、先进性、理论性、知识性、专业性和实用性,既反映国外先进技术和经验,又适合我国国情。有助于使用者提高专业知识和理论水平,提高其分析问题和解决问题的能力。

本教材立足于介绍康复医学的基本概念、基本理论、基本特点及学习、运用中所要遵守的基本原则和方法。在撰写过程中编者总结了多年的康复医疗实践经验,并结合国内外的最新进展,深入浅出加以编著,尽量做到内容丰富,易于使用。

编写本书除了为高等医学院校康复治疗专业提供教材外,也可为各类康复专业技术人员提供参考,以深入、细致地掌握康复医学的全面内容。

由于时间仓促,涉及范围较广、资讯范围所限,难免出现一些遗漏和不足之处,敬请广大读者提出宝贵意见。

李建军　桑德春

2011 年 9 月

(李建军:首都医科大学康复医学院　中国康复研究中心)
(桑德春:首都医科大学康复医学院　中国康复研究中心)

目 录

第一章 绪论 (1)
  第一节 康复的概念 (1)
    一、康复的定义 (1)
    二、全面康复 (2)
  第二节 康复医学的概念 (5)
    一、康复医学的定义 (5)
    二、康复医学的对象与范围 (6)
    三、康复医学的原则 (8)
  第三节 康复医学的发展历程 (9)
    一、国际康复医学的发展历程 (9)
    二、我国现代康复医学的发展历程 (12)
  第四节 健康、疾病、残疾与康复医学 (13)
    一、康复医学理念与新医学模式 (13)
    二、康复医学与人类健康 (17)
    三、康复医学与人类疾病 (22)
    四、康复医学与人类残疾 (24)
  第五节 如何学习康复医学 (26)
    一、理解康复医学的内涵 (27)
    二、端正学习态度 (27)
    三、掌握学习方法 (27)

第二章 康复医学基础 (29)
  第一节 运动学基础 (29)
    一、运动系统的组成 (29)
    二、运动系统的主要功能 (31)
    三、运动的生理效应 (32)
    四、运动的生物力学 (36)
  第二节 人体发育学基础 (43)

一、概述 (43)
　　二、人体发育的基本规律 (45)
　　三、影响生长发育的因素 (47)
　　四、异常发育 (47)
　　五、发育评定 (48)
　第三节　神经学基础 (51)
　　一、神经系统的构成 (51)
　　二、神经系统的主要功能 (52)
　　三、中枢神经系统损伤后恢复理论 (56)
　第四节　心理学基础 (58)
　　一、概述 (58)
　　二、康复对象的心理问题 (59)
　　三、心理评定 (60)
　　四、心理治疗 (60)
　第五节　残疾学基础 (63)
　　一、基本概念 (63)
　　二、残疾的流行病学 (65)
　　三、残疾的原因 (69)
　　四、残疾的分类和分级 (69)

第三章　康复医学的手段与方法 (76)
　第一节　康复医学的手段 (76)
　　一、康复预防 (76)
　　二、康复评定 (77)
　　三、康复治疗 (79)
　第二节　康复医学的工作方法 (81)
　　一、康复医学的工作方式 (81)
　　二、康复流程 (82)
　　三、康复目标与康复计划 (84)
　　四、康复处方 (84)
　　五、康复病历 (87)
　第三节　康复对象的管理 (93)
　　一、康复对象的医疗管理 (93)
　　二、康复对象的全面管理 (94)

第四章 康复医疗服务体系 (96)
第一节 康复医疗服务方式 (96)
- 一、康复医疗服务方式的类型 (96)
- 二、各种康复医疗服务方式的关系 (98)

第二节 专业康复 (98)
- 一、机构设置 (98)
- 二、场所和设备配置 (101)
- 三、人员配备 (102)

第三节 社区康复 (106)
- 一、社区康复的特点和内容 (106)
- 二、社区康复的目标和原则 (108)
- 三、社区康复的组织机构和人员组成 (109)
- 四、社区康复工作职责 (110)

第五章 康复医学专业人员教育和培训 (113)
第一节 学历教育 (113)
- 一、康复医学本科生培养 (113)
- 二、康复医学研究生培养 (119)

第二节 康复医学专业人员培训 (126)
- 一、康复医师培训 (126)
- 二、康复治疗师培训 (130)

第六章 康复事业与残疾人社会保障 (134)
第一节 康复事业与组织 (134)
- 一、国际康复事业与组织 (134)
- 二、我国康复事业与组织 (136)

第二节 残疾人事业与组织 (139)
- 一、国际残疾人事业与组织 (139)
- 二、我国残疾人事业与组织 (143)

第三节 残疾人社会保障 (148)
- 一、概述 (148)
- 二、我国残疾人社会保障的发展历程和特点 (150)
- 三、残疾人社会保障体系建设的措施 (153)

主要参考文献 (158)

第一章 绪 论

> **学习目标**
> 1. 掌握康复的定义和全面康复的含义、内容。
> 2. 掌握康复医学的定义和康复医学的原则。
> 3. 了解康复医学的发展历程。
> 4. 了解健康、疾病、残疾与康复医学的关系。
> 5. 熟悉如何学习康复医学。

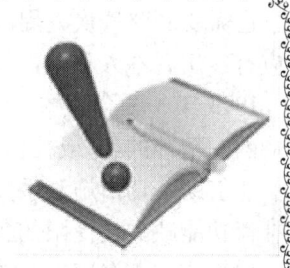

由于社会的进步、公共卫生保健事业的完善、科学技术的发展、疾病的诊断和治疗水平显著提高,使得许多疾病得到了有效的预防和治疗,延长了病人的生命。但随着人均寿命的延长,老年慢性疾病病人也不断增多,加之工业、交通、竞赛性体育运动、地震等因素,残疾人数量越来越多。为了解决残疾所带来的个人、家庭和社会等问题,康复与康复医学的理念和方法逐渐得到人们的认识。康复治疗的基本技术作为康复医学的重要手段,在残疾的预防和治疗过程中发挥着越来越重要的作用,被广泛应用。

第一节 康复的概念

一、康复的定义

康复(rehabilitation),由词头 re-,词干 habilis,词尾 action 构成。其中 re-是重新的意思,habilis 是使之得到能力或适应的意思,action 是行为或状态的结果。综合起来,rehabilitation 是表示重新得到能力或适应正常社会生活的意思。

rehabilitation 这一词的应用有一个演变过程,起初并非用在医学上。在中世纪曾用于表示教徒违反了教规而被逐出教门,经过改造后又重新回到教会的情形;也曾用于表示因犯刑满释放后重新回归社会。从 20 世纪初叶引入医学领域,自 1910 年起在美国、英国等才把康复正式用于残疾人的治疗上,用以表示残疾人重新适应正常的社会生活,恢复做人的权利和尊严的过程。

经过多年的研究、实践,康复的定义逐渐形成。1942 年,在美国纽约召开的全美康复会上给康复下了第一个定义:"康复是使残疾者最大限度地恢复其身体的、精神的、社会的、职业的和经济的能力。"

1969年，世界卫生组织医疗康复专家委员会给康复下的定义为："康复是指综合地和协调地应用医学的、社会的、教育的和职业的措施，对患者进行训练和再训练，使其活动能力尽可能地达到高的水平。"

以后，又经历了十余年的发展，康复工作者们一致认为，经过系统康复，残疾人应该达到的康复目标是：能够和健全的人平等地参与社会生活，即重返社会。因此，在1981年世界卫生组织医疗康复专家委员会上修订的康复定义为："康复是指采用各种有效的措施以减轻残疾的影响和使残疾人重返社会。康复不仅是训练残疾人使其适应周围的环境，而且也需要调整残疾人周围的环境和社会条件以利于他们重返社会。在拟订康复实施计划时应有残疾者本人和他们的家属以及他们所在的社区参与。"

1993年，联合国的一份正式文件中提出："康复是一个促使残疾人身体的、感官的、智能的、精神的和/或社会生活的功能达到和保持在力所能及的最佳水平的过程，从而使他们能借助一切措施和手段，改变其生活而增强自理能力。康复包括重建或恢复功能，提供补偿功能缺失或受限的各种手段。"

1998年，著名康复医学专家Delisa从医学模式角度提出："康复是一个帮助伤病员或残疾人在其生理解剖缺陷和环境条件许可的范围内，根据其愿望和生活计划，促进其在身体上、心理上、社会生活上、职业上、业余消遣上、教育上的潜能得到最充分发展的过程。"

综上所述，康复的定义是：康复指综合地、协调地应用医学的、教育的、职业的、社会的措施，对残疾人进行训练和再训练，消除或减轻伤、病、残者身体的、心理的、社会的功能障碍，改善生活自理能力，重新参加社会生活。康复是使残疾人恢复功能、恢复权利的过程。

需要指出的是，使残疾人的各种功能能够恢复到正常水平是我们追求的最高目标，但由于受残疾人病情、医疗条件等诸多因素的影响，相当一部分残疾人是无法达到这一目标的。因此，不能简单地把康复理解成伤病后完全恢复到健康的过程，这有悖于康复的真正含义。

国际上，受各个国家和地区文化背景影响，对rehabilitation一词的理解有所不同，仅从汉字的表述来看，香港译为复康，台湾地区译为复健，应正确掌握这些词的使用。

归纳起来，康复的内涵具有五个要素：①康复对象：是指功能有缺失和障碍以致影响日常生活、学习、工作和社会生活的残疾人和伤病员。②康复领域：包括医疗康复（身心功能康复）、教育康复、职业康复、社会康复以及在业余消遣上帮助患者发展潜能等方面，以便促进残疾人全面康复。③康复措施：包括所有能消除或减轻身心功能障碍的措施，以及有利于教育康复、职业康复和社会康复的措施，不但使用医学技术，而且也使用社会学、心理学、教育学、工程学、信息学等方面的方法和技术，并包括政府政策、立法等举措。④康复目标：康复的目标应同时考虑到可能性、可行性。在患者身体缺陷和环境条件许可的范围内，实事求是地拟定康复目标，积极运用各种手段，尽可能使残疾人或患者各方面的潜能得到最充分的发展。⑤康复的提供者：提供康复医疗、训练和服务的不仅有专业的康复工作者，而且也包括社区的力量，而残疾人及其家属也参与康复工作的计划与实施。

二、全面康复

（一）全面康复的含义

各种原因导致的残疾所带来的问题，不仅限于躯体功能障碍，还会影响到其参与家庭、社会生活。要想使残疾人恢复功能、恢复应该有的各种权利，就要把残疾人作为一个个体，全面地考虑完成这一过程需要具备的条件。在康复工作中，全面地分析残疾所带来的问题，采取综合、有效的措施使残疾人得到完整康复，获得重返社会的能力，称为全面康复。

可以从两个方面理解全面康复的含义。一是对于某一残疾人的整体功能而言，从身体上、心理上、职业上和社会生活上进行全面的、整体的康复。康复的目标不仅是改善残疾人的肢体或脏器功能，更重要的是要面对整个人，解决由于残疾导致的所有问题。所以，可以把全面康复理解为整体康复。另一方面，对于残疾人的康复工作内容而言，在医学康复、教育康复、职业康复和社会康复等领域都得到综合康复称为全面康复。也就是说，应该从医学、教育、职业、社会等多方面开展康复工作，以解决残疾人躯体上的问题和由于躯体损伤或疾病带来的参与家庭和社会的能力障碍。全面康复的概念两方面的含义是一致的，内容是统一的，残疾人只有得到各个康复领域的综合康复才能获得整体性的全面康复。

全面康复是现代康复的基本原则，应贯穿于康复医疗服务的始终，以保证残疾人能够得到真正的救助，使他们顺利地回归社会。全面康复有赖于国家政策、法规的支持，经济的发展，科技的进步，各学科康复工作者的共同努力。

（二）全面康复的内容

全面康复的内容包括医学康复、教育康复、职业康复、社会康复等。全面康复的四个内容在康复过程中所起的作用是不同的，但又相互联系。对于不同类型的残疾人所采取的康复方法和介入的时间也是不同的。一般情况下，医学康复首先介入，其他的康复工作在医学康复基础上进行，介入稍晚。社会康复持续时间最长，常贯穿于康复的全过程。但并非所有残疾人都需要这四个过程，某些残疾人可能不需要经过教育康复和职业康复就可以重返社会。

1. 医学康复（medical rehabilitation） 医学康复是指运用一切医学技术和方法对残疾人进行康复诊断、功能评估、康复治疗等，以减轻因残疾造成的各种不利影响，实现康复目标。

医学康复是全面康复的第一步，是全面康复的基础，为全面康复提供必要的条件，是实现全面康复目标的根本保证。医学康复的手段是综合性的，包括手术、药物治疗、康复的基本技术（物理疗法、作业疗法、语言治疗、心理治疗、康复护理等）、辅助器具的应用等，同时需要残疾人和家属的积极配合。医学康复涉及医学的各个领域，要求各专业的人员都要掌握康复医学的基本知识、基本技术，正确把握好康复的时机，尽早进行康复治疗，注意减少各种继发障碍，尽快和最大可能地改善其功能，提高生活自理能力，促进回归家庭和社会。

2. 教育康复（educational rehabilitation） 教育康复是使残疾人实现受教育的权利。针对各类残疾人，通过教育与训练的手段提高功能残疾人的素质和各方面的能力。教育康复的对象大部分是残疾儿童和残疾青少年。主要内容分为两个部分，一是对肢体残疾人进行的普通教育，如九年义务教育和中高等教育及职业教育。二是对智力残疾人、听力残疾人、视力残疾人、精神残疾人进行的特殊教育，如对盲人的盲文教育和对聋哑人的手语教育等。

教育康复应根据残疾人的身心特点和需求，进行思想品德教育、文化教育和自身缺陷补偿的教育，同时要加强劳动和职业技术能力的培养，为他们适应社会、参与社会打下良好基础。

教育康复应按照国家、各级政府的要求，教育部门、残疾人组织及其他各有关部门共同努力、协作才能顺利进行，是整体康复计划不可缺少的一部分。

3. 职业康复（vocational rehabilitation） 职业康复是帮助残疾人选择、提高适合自身特点的职业就业能力，获得就业机会的过程。包括对残疾后就业能力的评定、选择能够充分发挥其潜能的最佳职业、就业前的训练、决定就业方式、安排就业、就业后随访等。

选择职业工作是人的基本权利，通过劳动来实现人生价值和尊严。部分残疾人因残疾产生自卑、失去价值、依赖于人的感觉。从这种心态中解脱出来的最有效办法是能够恢复职业和就业。职业康复能有效地促进残疾人身心健康，减轻家庭、社会负担，使残疾人的社会生活更加完善。职业康复是残疾人自食其力、自立于社会的根本途径。

残疾人就业难度要比正常人大，需要有政策和法律的保障、完善的管理系统、专业的职业康复机构、科学的职业康复程序等，才能使残疾人真正地掌握职业技能，获得就业机会。职业康复不是一个简单的工作安置问题，而是使残疾人确实能够达到具有适应某项工作的能力，并从事这项适当工作。

4. 社会康复（social rehabilitation） 社会康复是指从社会的角度，采取各种有效措施为残疾人创造一种适合其生存、创造、发展、实现自身价值的环境，并使残疾人享受与健全人同等的权利，达到全面参与社会生活的目的。它与医疗康复、职业康复、教育康复共同形成全面康复的基本内容。

社会康复工作是一门综合运用医学、法学、社会学、工程学、护理学等现代科学所提供的知识与技能而形成的以应用为主的专业学科。它是调动社会力量来帮助有特殊困难的人们满足社会需求的一系列有组织、有目标的活动。残疾人是社会中的一员，社会的功能是满足其成员的生活与需求。社会应对残疾人提供帮助，减少和消除社会上存在的不利于残疾人回归社会的各种障碍，营造一个健康、和谐的社会环境。

社会康复的实现，一方面依靠残疾人自己的不懈努力，另一方面则依靠社会对其提供尽可能的帮助。社会康复是康复工作的一个重要方面，并与社会制度、经济发展水平及地域文化等密切相关。维护残疾人权利和尊严，帮助残疾人解决各种困难，改善生活和福利条件，充分参与社会生活，实现自身价值是社会康复的中心工作。

社会康复工作主要通过各种康复机构、社区、家庭来实现，社区康复的对象主要是残疾人。

社会康复的内容包括以下四个方面：

（1）协助政府制定法律、法规，维护和保障残疾人的合法权益：社会康复工作者既要认真贯彻、执行政府的法律、法规、政策，还要在调查研究的基础上向政府有关部门提出建议，协助政府制定法律、法规，以确立残疾人在社会中的平等地位和公正待遇，使残疾人的家庭生活、住房、交通、医疗、教育、文化生活、劳动就业、经济福利等方面都有明确的法律保障，形成健全的法制环境，保障残疾人真正地回归社会。

（2）改善残疾人经济环境：按照国家、各级政府的残疾人就业保障政策，为残疾人提供接受教育和培训的机会，提高生活自理能力、就业能力和参与社会的能力，使其获得最大限度的经济自给能力，减轻家庭和社会负担，成为对社会有贡献的劳动者。

(3) 消除残疾人在家庭中和社会中的物理性障碍：生活环境的物理性障碍给残疾人的生活造成许多困难，消除这些不利因素，是残疾人走向社会的重要一步。应该在残疾人的居所及公共建筑、道路、交通工具、工厂、学校、商店等公共设施中，根据各类残疾人的特点设计无障碍环境，方便残疾人家庭和社会生活。

(4) 改善残疾人社会精神环境：帮助残疾人参与社会政治生活，维护其政治权利，是社会康复工作的重要内容。残疾人积极参与政治生活，不仅可以提高觉悟、提高政治地位，还可以改变人们的一些不正确看法，纠正社会上的错误观念。

宣传人道主义思想，加强精神文明建设，提高国民素质，消除歧视残疾人的观念，是改善残疾人社会精神环境的重要环节。树立理解、尊重、关心、帮助残疾人的良好社会风尚，形成健康、文明的社会环境，有利于帮助残疾人充分参与社会生活，实现其自身价值。

第二节 康复医学的概念

一、康复医学的定义

康复医学（rehabilitation medicine）是主要利用医学的措施，治疗因外伤或疾病而遗留功能障碍，并导致生活、工作能力暂时或永久性地减弱或丧失的残疾人，使其功能得到最大程度的恢复，为他们重返社会创造条件的医学学科。

康复医学是医学的一个重要分支，具有独特的理论基础、功能评定方法及治疗技术，旨在促进人体病、伤后的恢复，研究功能障碍的预防、评定、治疗等问题，帮助残疾人提高生活质量，回归社会。

残疾人康复工作的完成与康复医学有十分紧密的关系，但康复与康复医学不是等同的概念。康复是恢复残疾人的功能和权利的过程。而康复医学本质上是功能医学，它主要是研究患者的功能障碍、伴发功能障碍而产生的各种残疾，以及提高康复治疗效果、改善患者功能障碍、提高患者的生活自理能力。因此，这两个概念应加以区别，正确理解其含义（表1-2-1）。

表1-2-1 康复与康复医学的区别

	康复	康复医学
性质	综合性事业	医学学科
对象	各类永久性残疾人	暂时性和永久性残疾人
目的	恢复残疾人的功能和权力，使他们与健康人平等地重返社会	恢复残疾人的功能，为他们重返社会创造基本条件
方法	医学的、工程的、教育的、职业的、社会的	医学的、工程的
负责人员	从事医学、教育、职业、社会的所有康复工作人员共同完成	主要由从事康复医学工作的各类人员完成

在国际上，有的国家把康复医学称为物理医学与康复（physical medicine and rehabilitation），这两个名词是同义词。从这个名称可以理解为，康复医学是物理医学的原理、手段融入现代康复的理念和临床康复技术而形成的一个医学学科，但不等于是物理医学。

二、康复医学的对象与范围

（一）康复医学的对象

康复医学的对象主要是各种急、慢性疾病或损伤导致的功能障碍和能力减退的病伤残者、衰老所带来的功能障碍者、先天发育障碍的残疾人等。

临床医学是以疾病为主导，以治愈患者为目的。康复医学是以恢复功能障碍为主，为回归社会的目标打基础。所谓功能障碍是指人体的组织器官和心理活动本应具有的功能不能正常发挥的状态，如脑血管病后的运动功能障碍、心肌梗死后的心功能障碍、慢性阻塞性肺疾病的呼吸功能障碍等。功能障碍分可逆的和不可逆的。一般的疾病经过治疗可得到痊愈，不导致功能障碍；有些疾病后可导致暂时的功能障碍，经过治疗后能够逆转；致残性的伤病，经过临床医学手段不可治愈的，可导致不可逆的功能障碍。功能障碍与伤病的关系大体可分为三种情况：与伤病共存的功能障碍，伤病后遗留的功能障碍，与疾病无关、独立存在的功能障碍。这些功能障碍，存在于各个系统的各类疾病。因此，康复医学的服务对象涉及到临床医学的各个学科。康复医学发展的初期，是以骨科和神经系统疾病康复为主，以后逐渐开展了慢性疼痛、心脏疾病、肺部疾病、癌症等多种疾病的康复治疗（表1-2-2）。

表1-2-2 康复治疗的主要病种

神经系统疾病	骨关节肌肉疾病	脏器疾病	其他
脑血管病	截肢与假肢配戴	冠心病	精神分裂症
颅脑损伤	骨折	高血压病	抑郁症
帕金森病	人工关节置换	周围血管疾病	神经症
格林巴利综合征	关节炎	慢性阻塞性肺疾病	人格障碍
去皮质状态	运动损伤	慢性肺源性心脏病	听力及语言残疾
缺氧性脑病	腰腿痛及颈椎病	糖尿病	智力残疾
周围神经疾病、损伤	脊柱侧弯	肥胖症	视力残疾
儿童脑性瘫痪	手损伤		肿瘤
脊髓损伤	进行性肌萎缩		疼痛
脊髓灰质炎后遗症	肩周炎		烧伤
			年老体弱者

按世界卫生组织的《国际残损、残疾、残障分类》（International Classification of Impairments, Disabilities and Handicaps, ICIDH），功能障碍可分为组织器官水平的功能障碍、个体水平的能力障碍和社会水平的障碍三个层次。世界卫生组织新颁布的《国际功能、残疾和健康分类》（International Classification of Functioning, Disability and Health, ICF）将这三种功能障碍统称为残疾。残疾可分为暂时性残疾和永久性残疾两类，残疾状态持续不到12个月为暂时性残疾，持续12个月及以上时为永久性残疾。康复医学的对象应该是临床医学各科中患病后遗留暂时性和永久性残疾的所有患者。随着康复医学的发展，康复医学

（二）康复医学的范围

1. 康复医学范围与康复范畴的区别　前已述及，康复与康复医学是不同的概念，虽然两者之间有着很密切的关系，但用康复来表述康复医学是不确切的。康复的范畴很广，涉及到医学康复、教育康复、职业康复和社会康复，康复医学只是其中的一个部分。医学康复的对象是各类永久性残疾人。康复医学的对象是暂时性和永久性残疾人。康复的方法包括医学、工程、教育、职业和社会等各个方面的手段，需要从事医学、教育、职业、社会的所有康复工作人员共同完成；康复医学则主要采取医学的手段，主要由从事康复医学工作的各类人员完成。

2. 康复医学知识体系的构成　康复医学是一门综合性的医学学科，它的知识内容由康复基础学、残疾学、康复评定学和康复治疗学四部分构成。

康复基础学的主要内容包括人体发育学、运动学、运动生理学、神经系统解剖学、神经生理学、神经病理学、骨骼肌肉系统解剖学等。

残疾学的内容包括神经系统残疾学、循环系统残疾学、呼吸系统残疾学、运动系统残疾学、精神心理残疾学、功能障碍学等。

康复评定学的内容包括躯体功能评定、听力语言功能评定、心理功能评定、职业能力评定和社会功能评定等。

康复治疗学的内容包括物理疗法学、作业疗法学、言语治疗学、心理治疗学、康复护理学、文体治疗学、康复工程学、传统康复治疗学等。

3. 康复医学的基本对策　康复医学本质上是功能医学，它主要是研究患者的功能障碍及伴发功能障碍而产生的各种残疾，提高康复治疗效果、改善患者功能障碍、提高患者的生活自理能力。

康复治疗手段介入的时间，因疾病的种类、疾病的程度、患者的不同状态等而有所不同。总的原则是只要患者病情稳定，无禁忌证，康复治疗越早越好。康复手段的介入，不仅是功能障碍形成以后，应该在障碍出现前就开始。康复介入可分几个步骤。第一步，通过康复知识的宣教、康复预防措施，防止造成残疾的疾病出现。第二步，一旦疾病出现，应采取积极有效的康复医疗措施避免或减少残疾的出现。第三步，如果出现残疾，应及时通过科学的康复治疗手段，限制残疾的程度，避免造成严重残疾，并解决残疾带来的一切问题。只有这样，才能把康复医学的方法和措施应用到残疾的防治中去，这是一个很重要的医学观念。整体康复是康复医学的一个原则，采取的康复措施具有多学科性、广泛性和社会性，充分体现出康复医学具有生物、心理、社会的医学模式。

各种原因导致的功能障碍可表现在三个层面上，即器官水平的障碍、个体水平的障碍、社会水平的障碍。康复医学应针对不同层面的功能障碍，采取不同的对策进行处理。以脑出血为例：脑出血后肢体瘫痪为器官水平障碍；由于脑出血所致瘫痪、认知障碍、失语等原因，影响了患者生活自理能力等，使得这一个体存在了障碍，这种情况为个体水平障碍；这类患者除了躯体疾病外，还影响他们参与社会活动，即为社会水平障碍。对于器官水平的功能障碍在促进功能恢复的同时，还应对并发症、废用综合征、误用综合征、过用综合征等进行预防和治疗。对于个体水平的功能障碍，要在医疗措施的基础上，采取适应的代偿的措施。如用轮椅及其他辅助器等,以辅助实现患者的整体功能,提高日常生活活动能力。对于社会水平障碍的对策,除了提高患者的个人能力外,还应改善生活和工作环境,进行适应社会生活训练,顺利地回归社会。对残疾儿童、少年应确保接受教育,对残疾成年人应促使就业,对老年人要使他们过有意义的生活,构造健康的社会生活环境。

三、康复医学的原则

康复医学的对象是暂时性和永久性残疾人。其目的是最大限度地恢复其功能,提高生活自理能力,为实现重返社会的目标创造基本条件。做好这项工作应遵循以下基本原则。

(一) 早期治疗的原则

早期治疗是指从疾病的预防、疾病或残疾发生后,早期介入康复医学的手段,以尽可能地避免或减轻残疾的出现,维护其最佳功能状态。

早期康复治疗,一方面对原发病进行处理,康复医学的方法尽早融入整个治疗过程中;另一方面要对并发症尽早进行康复医学方法干预,避免或减轻继发性残疾,特别是尽可能地减少废用综合征、误用综合征、过用综合征等的出现。

早期康复治疗的效果,已经被许多临床研究工作所证实。一般认为,只要患者病情稳定,没有康复治疗禁忌证,就应该尽早地进行康复治疗。早期康复医学治疗与其他临床医学治疗同步进行,以提高整体治疗效果。

(二) 主动参与的原则

主动参与有两个含义。一是把康复医学的理念和方法主动应用到各类疾病的治疗过程中,扩大康复医学的作用;二是在康复治疗中努力争取患者的主动参与,提高治疗效果。前者可实现康复医学治疗与其他临床医学治疗同步进行,争取治疗的良好时机,取得理想的治疗效果;后者能充分地调动患者的潜能,使得康复医学的技术和方法能得到更好的应用。

患者的主动参与对顺利完成康复治疗起着非常重要的作用。可通过与患者和家属交谈、健康宣教等形式获得患者的主动参与。既要详细了解患者的疾病情况、家庭情况、生活情况、参与社会情况、心理状态等为其制定合理的康复治疗方案和目标,又要让患者了解所患疾病及相关的一些知识、康复治疗的目的和方法、需要患者完成的内容等,争取患者的积极、主动配合。

(三) 功能训练的原则

康复医学是研究患者的功能障碍、伴发功能障碍而产生的各种残疾,提高康复治疗效果、改善患者功能障碍、提高患者的生活自理能力的学科。它更加关注的是伤病引起的功能变化,以恢复人体的正常功能为主要目的。这一目的的完成,需要采取各种方法进行功能训练,提高运动、感觉、言语、心理、日常生活、社会活动等各方面的能力。

功能训练包括针对患者肢体或脏器功能训练、辅助器具使用训练、环境利用能力训练等多方面,使患者能够适应家庭和社会生活。

(四) 整体康复的原则

康复医学是在整体水平上开展治疗的,把人体视为一个整体来研究功能障碍所带来的一切问题。以多学科的优势,在生物、心理、社会各方面进行全方位的治疗。

整体康复治疗包括两方面的含义。一是从医学角度上采取多学科、多专业合作的方式，针对伤病带来的各种问题进行处理；二是从全面康复的角度上采取医学、教育、职业、社会的各种方法，解决因残疾而带来的各种问题。

（五）团队方式的原则

康复医学的特点是多学科、多专业结合起来的小组工作形式进行康复治疗。康复医学面临的任务是艰巨、复杂的，任何单一的专业或学科均难以解决因伤病所带来的全部问题。因此，康复医学的实践中逐渐形成了多学科、多专业合作的团队工作形式，在残疾的防治工作中起到了非常重要的作用。只有采取这种工作方式，综合协调地发挥各学科和专业的作用，才有可能改善患者的功能，提高参与家庭、社会的能力，完成康复目标。

（六）提高生活质量的原则

生活质量又称生命质量，是指人们在躯体上、精神上及社会生活中处于一种完全良好的状态。提高残疾人的生活质量是康复医学的重要目标。这一目标是使残疾人在躯体上、心理上、社会上、职业上等全面地得到康复，能够像正常人一样地生活。

第三节 康复医学的发展历程

一、国际康复医学的发展历程

康复的概念应用于残疾人事业是在20世纪初，直到20世纪中叶，康复医学才成为一门独立的学科。总体上看康复医学属于较为年轻的学科，但在发展的道路上却走过了一段漫长的历程。归纳起来，康复医学的发生发展经历了萌芽期、形成期、确立期、发展期等几个阶段。

（一）萌芽期

1910年以前为康复医学的萌芽期。人类自古就有利用自然因子（如日光、水、温度等）、身体运动、被动活动、牵引等各项措施来治疗伤病和强身健体的传统。公元前，希腊人利用温泉、日光、海水、矿泉、磁石、按摩等治疗慢性疼痛、风湿、损伤等疾患。公元1世纪，古罗马采用运动、阅读、对话及音乐治疗心理障碍。

公元2世纪，希腊医生认为垂钓、造房、造船等劳动都可以用于治疗。公元2世纪后，Caelius Aurelianus 提出用滑轮悬挂肢体、步行训练、温泉中运动治疗瘫痪患者。

公元5世纪，英国神经学者提出通过主动与被动训练治疗各种瘫痪。

公元16世纪，Ambroise Parey 用动静结合的方法治疗骨折，通过运动疗法促进功能恢复。

公元12~17世纪，欧洲创立了许多大学，同时也建了许多医院，兴起了科学研究工作，作业疗法重新被人们重视，在应用于精神科领域的同时，还将骑马等娱乐性活动用于便秘、腹痛、痛风等内科系统疾病。

公元18世纪，Joseph-Clement Tissot 提出用作业疗法、医疗体操进行治疗。

公元19世纪，一些物理因子（光、电、磁等）应用到医学领域。这一阶段，初期的作业疗法、运动疗法、理疗等开始萌芽，精神残疾人的心理治疗、盲人和聋哑人的特殊教育、残疾人的职业训练等工作开始进行。

我国在春秋战国时代已将温热和按摩用于治疗疾病，汉代已用医疗体操或运动疗法来进行医疗保健，马王堆出土的《导引图》中已绘有医疗体操图多种，名医华佗的《五禽戏》是较早的医疗体操，用于健身强体。我国古代武术运动被视为世界上较早的运动疗法之一。这一阶段的主要治疗对象为轻型外伤后遗症、风湿性疾病、聋人与盲人的特殊教育等。

（二）形成期

1910年至1946年为康复医学的形成期。这一期间，两次世界大战和世界范围的脊髓灰质炎大流行产生了许多残疾人，也推动了康复医学的发展。

1910年开始，康复一词正式应用在残疾人身上，人们开始关注残疾人的康复治疗。1917年，最早的康复机构美国陆军身体功能重建部和康复部成立。同年成立了美国作业疗法振兴协会。

1918年，美国国会通过了战伤者康复法，为战伤者创建了许多治疗设施，同时进行职业康复训练。1919年，美国开设了波士顿作业疗法专科学校，随后其他地区也相继开办了此类学校，这些学校以后大多发展为大学。1920年，确立了职业康复方法（Smith－Fess法），产生了对战伤者的治疗和职业训练的一些专用名词，如重建（reconstruction）、再调整（recondition）、再教育（reeducation）、恢复期护理（convalescent care）、康复（rehabilitation）等，同年美国成立了物理治疗师协会。

1920年～1930年，由于脊髓灰质炎（小儿麻痹症）的流行，许多医务工作者致力于脊髓灰质炎的治疗，出现了手法肌力检查法、增强肌力的运动疗法、矫形器等，物理治疗师的数量有所增加。1922年，《作业疗法与康复》杂志诞生。1923年，成立了美国作业疗法协会，同时发行了该机构的杂志Archieves。1930年，英国的第一所作业治疗师学校成立。

1932年，英国成立了作业治疗师协会，美国作业疗法协会制定了教育、资格认定和会员注册方法，318名会员在严格考核下登记注册。1934年召开了第一次英国作业疗法会议。1938年组织了第一次作业治疗师公认资格考试，作业疗法开始有组织地进行。

1942年，全美康复讨论会给康复下出了第一个定义。1943年，英国发表公告，公开承认了康复的概念。1944年，《物理医学文献》杂志诞生，康复学术体系逐渐形成。第二次世界大战后出现的大量残疾人，进一步提高了社会对康复医学重要性的认识，促进了康复医学的全面发展。

（三）确立期

1947年至1970年为康复医学的确立期。这一期间，开始形成了比较完整的康复医学理念，提出了多学科合作，让残疾人身体－心理－社会全面恢复的理论，并配合有一系列综合、全面的训练技术和方案。康复医学的基本方法、康复医疗机构、康复医学学术组织、各种管理体系基本完善。陆续在西方国家建立起来一大批康复中心，并使康复医学在原有物理医学的基础上，发展成为一个新的学科。

第二次世界大战期间及以后，以美国医学家Howard. A. Rusk为代表的康复医学先驱者们做了出色的工作，确立了康复医学的地位。Rusk教授首先在美国倡导创办了纽约大学医学中心康复医学研究所,直至今日,仍是世界最著名的康复中心和康复人才培训基地。

1947年,美国物理医学会更名为美国物理医学与康复医学会,同时制定了康复医学专业医师的培养制度,出现了专业康复医师。1948年,成立了世界物理治疗联合会(World Confederation for Physical Therapy,WCPT)。

1950年,Rusk. H. A等,将其治疗对象限定为运动功能障碍和部分内脏功能障碍者。将康复医学定义为从医学角度提供的康复手段,并以小组(team work)工作的形式向全美推广。同年,成立了国际物理医学与康复联盟(Internationnal Federation of Physical Medicine and Rehabilitation,IFPMR)。

1952年,在英国,6个会员国代表讨论,制定了加盟该组织的条件、作业治疗师的教育标准及该组织的有关章程。作业疗法与康复杂志更名为美国物理医学杂志。

1954年,成立了世界作业治疗师联合会(World Federation of Occupational Tharpists,WFOT)。同年,物理医学文献杂志更名为物理医学与康复文献。1955年,Rusk教授在美国成立了世界康复基金会(World Rehabilitation Foundation,WRF)。1956年,全世界注册了52所作业治疗师培养学校。

1922年建立的国际伤残者协会于1969年更名为康复国际(Rehabilitation International,RI)。同年,成立了国际康复医学会(International Rehabilitation Medicine Association,IRMA)。

这一阶段,脊髓损伤康复获得了完整经验。治疗中枢性瘫痪的Brunnstrom技术、Bobath技术、Rood技术等神经生理学与神经发育学治疗方法得到广泛应用。康复工程的方法纳入康复治疗手段。心肺疾病康复开始进行,社区康复的概念逐渐形成。这些工作表明,康复医学的发展已臻成熟。

(四) 发展期

康复医学的发展期为20世纪70年代以后。这个时期,在世界范围内康复医学的医疗、教育、科研诸方面都取得了很大的成就,康复医学正向深度发展,已进入神经康复、骨关节康复、内脏系统康复、慢性疾病处理、儿童康复、老年康复等各个领域。在伤病早期,如有功能障碍存在即有康复医学方法的介入,使患者得到及时的治疗,既治愈疾病又获得良好的身体功能。康复医学已成为现代医学不可分割的一部分。现代康复医学和康复事业迅速发展,全面康复的技术水平有了极大提高,保健、预防、医疗、康复紧密结合,互相渗透,为人类的健康提供全面的服务。

这个时期,在世界范围内建立了大量的康复治疗、康复研究、康复教育等机构。许多国家通过立法的形式,保证了康复医疗工作的顺利进行。许多发达国家建立了康复医学数据库,各项康复治疗向着规范化方向发展。康复技术人员的培养、准入制度和方法日臻完善。康复医学的行业组织、学术组织,在康复医学的普及和发展中发挥了越来越重要的作用。

1976年,实现残疾儿童全面就读。1981年,定为"国际残疾人年"。1983年至1992年为国际残疾人10年,以"完全参与与平等"为宗旨,积极地推动了康复事业的发展。康复医学在残疾的防治工作中发挥着不可取代的作用,将为人们平等参与社会、构建和谐的社会氛围做出贡献。

二、我国现代康复医学的发展历程

现代康复医学在我国起步较晚，20世纪80年代初引进了现代康复的概念。国内许多专业人员先后去国外学习带回了经验，并在原有的理疗学、医疗体育、疗养学以及相关临床医学的基础上建立、发展，使康复医学成为独立的学科。康复事业在政府高度重视下得到了迅速的发展。

1982年初，卫生部提出选择若干综合医院和疗养院试办康复医疗机构，通过试点逐步推广。1983年，开始筹建集临床、科研、教学为一体的专业康复机构——中国康复研究中心，中山医学院和南京医学院被确定为康复医学进修教育基地，卫生部与世界卫生组织合作在我国举办了首届康复医学培训班。同年成立了我国第一个康复医学专业学术团体——中国康复医学会。

1984年，卫生部科教司向全国高等医学院校发出通知，要求高等医学院校增设康复医学课程。1985年，中华医学会理疗学会更名为中华医学会物理医学与康复医学分会。1986年，成立了中国残疾人康复协会。同年成立了由21个政府部门和残疾人组织的负责人组成的"联合国残疾人10年中国组织委员会"。

1986年以后，《中国康复医学杂志》、《中国脊柱脊髓杂志》、《中国心血管康复医学杂志》、《中国康复理论与实践》等相继创刊。

1987年，我国进行了首次全国残疾人的抽样调查，对全国残疾人的数量、残疾类型、残疾程度等进行了统计，为各项康复医学的开展提供了依据。

1988年国务院批准颁布实施了"中国残疾人事业五年工作纲要"。同年中国康复研究中心落成，全国民政系统康复医学研究会成立。

1989年12月卫生部颁布的医院分级管理（试行草案）中规定，各级医院均负责预防、医疗、保健和康复的服务任务，康复服务内容包括医院康复和社区康复两个方面。

1990年12月28日全国人大常委会通过了我国第一部"残疾人保障法"，自1991年5月15日开始施行。该保障法有总则、康复、教育、劳动、就业、文化生活、福利、环境、法律责任、附则，共计九章54条。该法全面地维护残疾人的合法权益，是发展残疾人事业，保护残疾人平等地充分参与社会生活，共享社会物质文化成果，发展康复医学事业的基本法律保障。在第二章中对康复的职责、指导原则、组织实施、人员培训和康复器具都有明确的规定。

1990年，卫生部、民政部、中国残疾人联合会共同组织编写了大型综合性康复医学专著《中国康复医学》。

1991年7月，卫生部、民政部、中国残疾人联合会联合颁布了"康复医学事业'八五'规划要点"。1991年12月，国务院批转了中国残疾人事业"八五"计划纲要，提出了1991年~1995年的总目标：进一步改善残疾人平等参与社会生活的物质条件和社会精神环境，缩小残疾人事业与国民经济和社会发展水平的差距，使残疾人参与机会增多，参与范围扩大，自身素质提高，生活状况改善。

1996年，卫生部颁布了《综合医院康复医学科管理规范》，对康复医学科的性质、功能、人员配置、设备和各项质量标准等有明确规定。同年国家颁布了《中华人民共和国老年人权益保障法》，其中对于设置老年人康复设施等也做了规定。

1997 年，全国卫生工作会议提出为广大社区居民提供防治保康一体化的、高质量的基本医疗服务，为社区康复展现出了广阔的发展前景。

1998 年人事部编印了《国家职业分类大典》，在卫生技术人员分类中新增设了"康复医学科医师"的项目。1999 年人事部、卫生部关于《临床医学专业中、高级技术资格评审条件（试行）》的通知中，已把康复医学专业包括在所评审的专业系列中。

2000 年，卫生部的各类医师考试与资格认定中包括了康复医师。同年，首都医科大学与中国康复研究中心合作成立了康复医学院；中国残疾人联合会与北京联合大学共同创办了北京听力语言技术学院。康复治疗专业开始纳入全日制高等教育计划。

2001 年，第九届全国人民代表大会批准的《中华人民共和国国民经济和社会发展第十个五年计划纲要》，制定了"改革和完善卫生服务、医疗保障和卫生监督体系，发展基本医疗、预防保健、康复医疗"的卫生工作指导方针。

2002 年，卫生部等六部委经国务院转批的《关于进一步加强残疾人康复工作的意见》提出了到 2015 年实现"人人享有康复服务"的工作目标。

2008 年，重新修订了《中华人民共和国残疾人保障法》，为进一步开展残疾人康复医疗工作提供了法律依据。

目前，我国的康复医学及康复事业受到政府、社会和残疾人团体的高度重视，已形成了规范的管理体系，具有中国特色的康复事业在实践中不断地探索、创新，逐步走向成熟，在与国际相接轨的道路上迅速发展。全国成立了各级康复医疗机构；相当一部分医科院校开设了康复医学课程，举办了各种有关康复医学的培训班；康复医疗技术的研究进一步深化；成立了各种康复学术组织，每年组织各种学术活动；出版了一些康复医学专著和译著以及多种康复医学杂志；加强了与国际康复医学界的学术交流。我国以中医传统的康复治疗理论和技术贡献于世，在世界康复医学界占有一定地位。

第四节　健康、疾病、残疾与康复医学

一、康复医学理念与新医学模式

（一）康复医学理念

1. 康复医学的整体观念　在本章第一节已经介绍，康复（rehabilitation）这个词的产生和应用经历了漫长的过程，最终应用到医学上形成了以下定义："是综合地、协调地应用医学的、教育的、职业的、社会的措施，对残疾人进行训练和再训练，消除或减轻伤、病、残者身体的、心理的、社会的功能障碍，改善生活自理能力，重新参加社会生活。康复是使残疾人恢复功能、恢复权利的过程。"从此定义中不难看出，对残疾人的康复，不是简单地改善其肢体或脏器功能恢复，而是把残疾人作为一个整体，全面地考虑由于伤病导致的躯体、心理、教育、职业、社会等问题，综合地进行处理，使之能够得到整体改善，达到像正常人一样生活在家庭和社会中的目的。

这里面提示了两个问题：一是伤病带来的问题是复杂的；与之相对应，需要用综合的措施解决复杂的问题。这就需要以人为主体分析和解决问题，这也是康复医学能够长期、持续发展的原因所在。

2. 整体医学与康复医学　整体医学(holistic medicine)是在用整体主义指导医疗保健工作的过程中产生的。其含义是个人应该并能够通过自己的努力，获得身心健康和治愈疾病。整体主义起初是哲学的一个概念，强调每一个生活的有机体都是一个完整的实体，它比构成这一实体的各部分的总和更大、更重要。这一思想在医疗保健中得到了应用，形成了整体保健的理论和实践方法，对康复医学的发展产生了一定影响。

整体医学治疗的特点：①从整体出发，身心治疗相结合，达到人体内外环境稳定、协调。②强调自我保健的重要性，医务人员对恢复健康只起到促进作用。③治疗的对象是人，而不是疾病或症状。④要以人道主义精神对患者进行治疗，建立良好的医患关系。⑤吸纳各种传统的医学方法，主张使用不同于药物和手术的治疗方式。⑥强调调整生活方式是保持健康的关键。这些特点是与康复医学的基本原则相吻合的，康复医学也恰恰利用整体的治疗观念开展医疗工作。

3. 康复医学的本质　康复医学主要以有功能障碍的患者和残疾人为服务对象，以恢复功能障碍为主要目的，为最大程度地提高生活自理能力、回归家庭和社会创造条件。

功能(function)是指组织、器官、肢体等的特征性活动。如手的功能是利用工具劳动，下肢的功能是支撑身体和走路，胃的功能是消化食物，脑的功能是思维等。各种功能均有自己的特征，是不能互相替代的。功能障碍(dysfunction)是指人体的组织器官和心理活动本应具有的功能不能正常发挥的状态。功能和功能障碍是康复医学重点关注的问题，通过评估、训练、代偿、代替、适应等手段解决功能障碍，恢复功能。康复医学的理论正是围绕功能障碍和恢复的研究而形成的，在这一过程中产生了康复医学的功能观，康复医学的本质是功能医学。

康复医学和临床医学对功能的视点有所不同（表1-4-1）。从康复医学的角度看，功能是为达到一定目标而进行的一种有目的的可调控活动。这种活动是维持人们日常生活、社会活动等所必需的。临床医学是以治愈疾病为主，以保证人的生存为主，在诊治过程中虽然也要从人的整体出发，但核心是考虑病理过程，治疗病理改变；康复医学是以病人为主体，以恢复功能和改善生活质量为目标，使残疾者最大限度地恢复功能，回到社会中去。

临床医学主要根据病史、体检、必要的实验室检查和影像诊断学依据，对患者作出明确诊断后，即由医师开具医嘱，由护士及相关人员执行。而康复医学则不同，通常以综合的、具有专门技能的多学科协作组的形式来完成，以解决因各种功能障碍所带来的复杂问题。康复治疗组由康复医师担任组长，由具有各种专门技术的人员如物理治疗师、作业治疗师、言语治疗师、康复护士、心理治疗师、社会工作者、康复工程人员等共同组成。在康复组中的各个成员相互协调，共同完成康复治疗。

表1-4-1 康复医学和临床医学对功能的视点区别

内容	康复医学	临床医学
功能水平	个体的、家庭生活的、社会的	分子的、细胞的、组织的、器官的
功能的性质	复合的、综合的、心理的、社会的	生物的
功能的评定	观察法、量表法、实验室方法	实验室方法
功能障碍的处理	功能训练、代偿、代替、行为适应、社会适应	临床治疗、人工器官或器官移植

（二）新医学模式

1. 医学模式的概念 人类与疾病斗争的过程中产生了医学。医学的持续发展需要遵循与之相关的基本规律和法则，需要建立符合自身特点的模式。模式是指在某一领域中科学地指导人们获取知识和解决问题的概念、假设、法则。医学模式（medical model）又称医学观，是在医学科学发展和医疗服务过程中，在某个时期形成的健康观和疾病观，是人们对待疾病和健康的态度或方式。医学模式引导着不同历史时期医学的发展和实践活动，指导人们进行防病治病，提高人们健康水平。

医学模式普遍存在于人们的思想中，不论是普通人还是医务工作者，都存在着对健康和疾病的认识。普通人的认识相对比较浅显而朴素，医务工作者则比较全面而深刻。从医学产生到现在，医学模式大致经历了神灵主义医学模式、自然哲学医学模式、生物医学模式、生物-心理-社会医学模式几个阶段，生物-心理-社会医学模式也被称为新医学模式。在新医学模式建立之前，应用的是生物医学模式。

生物医学模式（biomedical model）是人类在同传染病的斗争中形成的单因单果的疾病与病因关系的模式。生物医学模式使人们认识了特异性病原体，揭示了急性传染病的流行规律，懂得了如何去寻找疾病的病因，指导治疗。生物医学模式主要针对的是疾病，不对人，忽略了人的思想、心理、生活环境等与健康的密切关系，没有考虑到疾病导致的生物、心理、社会的全面问题。

生物-心理-社会医学模式（bio-psycho-social medical model）是从生物、心理、社会等方面来观察、分析、思考和处理疾病与健康问题的科学观和方法论，是随着社会经济发展和人口老龄化，慢性病、非传染病的增加，人们对病因的认识进一步提高。生物医学模式与生物-心理-社会医学模式在病因学、病理学、治疗学等方面的认识有所不同（表1-4-2）。

表1-4-2 生物医学模式与生物-心理-社会医学模式

	生物医学模式	生物-心理-社会医学模式
病因学	生物-疾病	生物-心理-社会-疾病
病理学	病因-病理-症状	病因-残损-残疾-残障
治疗学	病因治疗	病因治疗-控制疾病
	症状治疗	症状治疗
		功能治疗
治疗目标	身体	身体-心理-社会

2. 医学模式的转变过程　医学科学的发展源远流长，经历了数千年的历史进程。医学模式的产生和转变受自然科学和社会科学发展的影响，人类进步过程中的世界观、方法论的不断发展必然对医学的发展产生重大影响，决定了医学模式的产生和发展。医学模式是在医学实践活动和医学科学发展过程中逐渐形成的，并随着社会的发展而不断转变、完善。

自然科学的高速发展和哲学观的变化，为医学提供了科学的思维方式，人们对疾病的认识从宏观到微观不断加深，逐渐产生了一些针对性的治疗方法，维护了人类健康，推动了医学进步。

早期人类和动物类似，主要靠身体本能来维持健康。不同的是人类已经开始意识到做某种事与治疗疾病有一定的因果关系。但他们还不能完全了解人体的结构和功能，认为疾病的发生和治疗都是由神灵控制的，所采取的治疗方式是对魔法和超自然力量的膜拜，以驱散想象中躲在头脑中的罪恶魂灵，这一阶段的医学模式是神灵主义医学模式。

以后出现了整体的观念对待病人的医学模式，即自然哲学的医学模式。这一模式的特点是以唯物论和辩证法来概括防治疾病的经验，解释疾病的现象，把人体及人体与环境的协调与适应视为统一的整体。古代的希腊医学就属于这一类型的模式，认为医生所医的不仅是病，而是整体的人。因此，古代的医者在为人治病时很重视自己一言一行对病人及其亲属心理上的影响。但由于条件所限，无法探索生物病因，还难以控制和防治严重的疾病。

18 世纪 Louis Pasteur 等细菌学家研究发现了导致疾病的细菌，形成了疾病细菌学理论，同时内科学、外科学、免疫学等取得了长足进步，医务工作者改变了以往的治病思维方式，把精力投入到基于精密科学实验程序的临床医学。到 20 世纪，人们认识到每种疾病都有明确的病因，治疗疾病的方法是采取生物学的方法控制和消除致病原因，促使医学的重点转向于通过研究人体在生物学方面的改变，产生了生物医学模式。这一模式的优点是将理化和工程技术等应用到医学中，把实验和定量研究作为医学的基础，推动了临床医学的进步，同时也促进了解剖学、生理学、病理学、药理学、微生物学等基础医学的快速发展。

20 世纪后，随着人类学、心理学、社会学的发展及其在医学中的应用，生物医学模式开始逐渐显现出其片面性和局限性。人们意识到，人类的健康和疾病除了生物学因素外，还与心理和社会等因素有关。不良的心理状态和社会环境因素，可以引起生理功能改变和疾病的发生；同样，躯体疾病又可以导致心理变化和社会问题。单纯的生物治疗已经不足以解决患者的所有问题，在防病、治病、康复过程中，都应该把人视为一个整体去考虑，从生物、心理、社会等多方面加以解决。也就是说，一个完整的个体，不仅是一个生物的人，这个人的生存还与心理、社会等多个因素有关。对待一个完整个体疾病的治疗，既要注意局部病变的病因、病理，还要重视心理、社会因素在疾病的发生、发展、转归中的重要作用；既要及时进行药物、手术等治疗，又不能忽略心理因素和社会环境因素的调整。生物－心理－社会医学模式正是在弥补生物医学模式的不足、全面反映人类健康与疾病的情况下诞生的。

生物－心理－社会医学模式能够适应疾病谱和死因谱由烈性传染病向慢性非传染性疾

病转换的防治工作，能够满足人类日益增长的健康需求，能够帮助医学各学科之间的相互渗透，共同完成防病、治病的任务。生物－心理－社会医学模式的建立，将促使医学更全面地探明人类的躯体疾病和心理变化、社会环境因素之间的内在联系，更深刻地揭示人类维护健康与战胜疾病的科学本质，促进康复医学的进一步发展。

二、康复医学与人类健康

（一）健康概述

1. 健康（health）的概念　由于自然环境和社会环境不同，人们对健康的认识有所不同。以往，人们把"无疾病"视为健康，这是片面的、不准确的。随着时代的发展、科学的进步，健康的概念在不断地转变，人们对健康有了新的认识。1948年，世界卫生组织指出：健康不仅是没有患病或衰弱，而且是一种身体上、心理上和社会适应方面等的完好的状态。按照这个概念，健康至少包括三个方面的内容，即躯体健康、心理健康和社会健康。1990年，世界卫生组织在上述内容基础上，把道德修养纳入健康的范畴。健康不仅涉及人的体能方面，也涉及到精神方面，把道德修养作为精神健康的一部分内容。这是一个整体的、积极向上的健康观，揭示人们对健康的追求越来越完善、越来越科学、越来越现实。

（1）躯体健康：躯体健康（physical health）指人体结构的完整和生理功能正常。躯体健康是人类健康的重要组成部分，是人类健康的基础。健康的身体对人们从事社会活动、进行家庭生活是非常重要的，是征服自然和改造自然的必要条件。躯体健康与否，可通过三个方面来判断。

1）形体健康：具有标准体格指数，无明显畸形。

2）功能正常：循环系统、呼吸系统、消化系统、泌尿系统、内分泌系统、神经系统、运动系统等各系统功能正常。

3）无疾病：经过问诊、体格检查、物理检查、实验室检查等未发现病理改变。

（2）心理健康：心理健康（mental health）指人们的心理行为能适应社会环境变化，能够按照社会要求的标准来实现个人的欲念，满足自己的生活。

心理健康是人类健康的重要组成部分。心理健康与生理健康密切相关，心理变化可引起一系列的生理变化。强烈或持久的负性情绪能引起生理器官或系统功能的失调，从而可以诱发躯体疾病；各种躯体疾病又可导致心理障碍。心理健康并不只是自我感觉良好，而且要与所生存的周围环境协调、适应。心理状态并不是一成不变，可以在健康与不健康之间相互转换，在这种变化的过程中，心理的调整和治疗起到重要的作用。心理状态的调整需要与躯体疾病治疗同时进行，应正确对待和处理好两者之间的关系，保证康复的整体治疗的顺利完成。

评定心理健康可参考以下标准：①有自知之明。②有充分的安全感。③生活目标切合实际，能现实地对待和处理周围发生的事情。④能与周围环境保持良好接触，并经常保持兴趣。⑤能保持自己人格完整与和谐。⑥情绪豁达与控制适度。⑦具有从经验中学习的能力。⑧能保持良好的和适当的人际关系。⑨能在集体允许范围内做出适度的个性发挥。⑩能在社会规范之内对个人基本需求作恰如其分的满足。

(3) 社会健康：社会健康（social health）指个体人际关系的数量及其参与社会的程度。

人生活在社会中，不可避免地受到社会政治、经济、文化及自然环境等影响。在与人和社会环境的接触中，难免产生感情的冲动、孤独、紧张、恐惧、悲伤、失落、忧患等一些不利于健康的因素。某些因素会使人们在躯体和心理上难以承受，造成不同程度的身心损害。同样，躯体患病后，可直接或间接地影响参与社会的能力，造成各种社会不利。因此，在康复医疗过程中，既要考虑人的自然属性，又不能忽略人的社会属性。人类的健康需要生活在社会中所有人的维护，要求个人不仅要珍惜和促进自身的健康，还要对他人的健康承担义务，共同维持人们赖以生存的社会环境。

一般认为，评定社会健康有三种方法：①评定承担各种社会角色的总能力。②评定承担1~2种特殊角色的能力。③评定社会支持的程度：评定人际关系的各项内容。

社会健康评定的内容有：①有一定的社会适应能力。②有一定的社交能力。③能应付一定的紧张压力。④有和谐的人际关系。⑤生活目标切合实际，能现实地处理周围发生的问题。⑥能在社会规范之内对个人基本需求作恰如其分的满足。

(4) 道德修养：道德修养（moral cultivation）是人的道德活动形式之一。是个人自觉地将一定社会的道德要求转变为个人道德品质的内在过程。不同社会、时代和阶级的道德修养有不同的目标、途径、内容和方法。

道德修养是公民道德教育的基本内容，是社会发达的要求和原则。诚实、不欺骗、遵守诺言等道德品质，是人的重要品德。公共道德规范是一个社会赖以发展的重要条件。道德修养对于纯洁人们的道德意识、培养人们的道德品质、形成人们的道德行为，进而达到理想的道德境界，具有重要意义。道德修养必须是一个从认识到实践的不断反复的过程，从而不断地把道德原则、规范转化为人们的感情、意志和信念，并且认真贯彻到行动中去。在这个过程中，还要不断地反省自己的行为，从中获得新的认识，并再贯彻到行动中去，如此循环往复，不断提高。道德的功能是作为社会意识的特殊形式对于社会发展所具有的功效与能力。它集中表现为处理个人与他人、个人与社会之间关系的行为规范及实现自我完善的一种重要精神力量。因此，把道德修养纳入健康范畴、丰富健康内涵是合乎道理的。

道德修养的内容是健康者不以损害他人的利益来满足自己的需要，具有辨别真与伪、荣与辱、善与恶、美与丑等的是非观，按照社会行为规范约束自己的言行。良好的品质、平静的心态、善良待人、心胸坦荡、遇事处以公心有利于健康，而有悖于社会公德的人必定会惶惶不可终日，有害于健康。

2. 亚健康

(1) 亚健康的概念：亚健康（sub health）是介于健康与疾病之间的一种生理功能低下的状态，是身体在没有器质性病变的情况下发生功能性改变。这种状态，虽然没有明显的躯体、心理方面的疾病，但可出现反应能力下降、体力下降、适应能力下降等情况。

亚健康状态以往多发生在18至45岁之间，其中城市白领阶层、尤其是女性多见。这个年龄段的人，因为面临高考升学、人生道路的选择、学习、工作、人际交往、职位竞争、企业经营等激烈紧张的社会活动，长期处于紧张的环境压力中，如果不能科学地自我调节和自我保护，就容易进入亚健康状态。近些年来，45 岁以上的人群的发生率有逐渐增高的趋势，除了上述原因之外，与随着年龄增长自身功能减退有关。

（2）亚健康的表现：引起亚健康的原因很多，归根结底与机体各环节失去平衡有关。人的机体是一个平衡体，由多种生理因素相互制约来保证人体内外环境的统一，处于健康状态。如果这种平衡被打破，各个系统的调节功能不能较好地发挥作用，就会处于亚健康状态。目前，亚健康还没有明确的医学指标来诊断，而易被人们所忽视。一般来说，如果没有明确的病症，长时间处于以下的一种或几种情况，就可能是处于亚健康状态了。这些情况可表现在躯体、心理、社会适应不良等方面。

1）躯体性亚健康：可表现为过早地出现腹型肥胖、脱发、斑秃、早秃、食欲不振、便秘、排尿次数增多、头痛、性能力下降、记忆力减退、计算能力下降、失眠、嗜睡、易疲劳、肌肉和关节酸痛等各个系统功能紊乱的表现。

2）心理性亚健康：表现为做事经常后悔、易怒、烦躁、悲观、难以控制自己的情绪、注意力不集中、处于敏感紧张状态、恐惧、情绪低落、疑病、焦虑、抑郁等。

焦虑是一个人预料将会有某种不良后果或模糊威胁出现时而产生的一种不愉快情绪。焦虑往往是过于担心所造成的，使自己长时间处于一种特定的紧张状态，是一切负面情绪汇合而成的恐慌情绪。焦虑会演变成许多躯体亚健康症状，如头痛、性能力下降、记忆力减退、月经紊乱、失眠、嗜睡、易疲劳、肌肉和关节酸痛、怕黑暗、怕噪音等。焦虑心理可有一些具体表现：①整天感到危机来临，惶惶不可终日，不停地寻找安全的地方。②常失去理智，不能控制自己。③做事犹豫不决，怀疑自己的能力，一事无成。④有自我虐待和自我折磨倾向，希望被人重视。⑤过度敏感，有一点不良刺激就紧张，戒备心理强。⑥无法自拔，无病呻吟等。焦虑心理处于轻度状态是紧张，中度状态为亚健康，重度状态是病态，为焦虑症。

抑郁是一种悲哀、沮丧、郁闷的情绪体验，是一种不良的亚健康状态，如不及时调整会发展为抑郁症。抑郁心理有几种表现：①整天感觉不好，疲劳，情绪低落。②不积极对待生活和工作压力，心事重重，悲观失望，缺乏工作热情。③失去以往的兴趣和愉悦，心中只有仇恨。④睡眠障碍，起床后疲惫。⑤身体感到严重不适，出现莫名的疼痛。⑥严重者会出现厌世感、无助感、绝望感，有自杀倾向。

3）社会适应不良性亚健康：表现为与别人之间的心理距离拉大，人际关系不稳定，与人交往频率减少，怕与人交往，厌恶人多，在他人面前无自信心，感到紧张或不自在。觉得别人都不好，别人都不理解你，都在嘲笑你或和你作对。事过之后能有所察觉，似乎自己太多事了，钻了牛角尖。出现孤独、冷漠、猜疑、自闭等现象。

（3）亚健康的康复治疗：亚健康状态如果长期存在，轻者会影响人体神经系统、免疫系统、内分泌系统等的正常功能，重者会引起一些较严重的疾病，如心脑血管疾病、肿瘤、胃肠疾病以及心理疾病等。此外，人如果长时间处于一种非健康状态中，对其工作、家庭生活、人际关系等都会有严重的负面影响。因此，亚健康应当积极地防治。

1）克服不良生活习惯：吸烟、过度饮酒、高脂肪或过量饮食、缺少运动、睡眠不足等不良生活习惯都会使我们健康的身体逐渐转变成为亚健康状态，最后导致各种疾病的发生。因此我们必须对上述不利于健康的不良生活习惯进行调整、加以克服。

2）增进身心健康：心理压力过大，会导致心理失衡。神经系统功能失调、内分泌紊乱能引起亚健康状态乃至各种疾病。保持健康的心理状态，提高心理素质，是抵御亚健康状态和疾病的良好办法。因此，应该有科学的人生观、价值观，淡泊名利，加强心理素质和个人修养，调整好心理状态，预防心身疾病。

3）消除疲劳、提高身体素质：经常感到疲惫不堪，是典型的亚健康状态。紧张的工作生活节奏，会造成体力和脑力的疲劳状态。疲劳是人体的一种生理性预警反应，也是提示人们应该休息的信号。短时间地过度活动所产生的疲劳，经过休息是可以很快恢复的。但长时间地超负荷工作，再加上夜生活过多休息不好，就会产生疲劳的积累——过劳。过劳会损害身体健康，长期下去，会产生疾病。注意合理安排工作、生活，劳逸结合，而且有计划、针对性地进行身体素质锻炼，会提高对疲劳的耐受性，及时缓解疲劳，避免形成亚健康状态。

4）提高自我保健能力：为预防或治疗亚健康，应学会自我保健、自我防护，及时避免或消除亚健康状态。首先找出躯体、心理、社会等方面的原因，及时进行处理、纠正。要保证合理的膳食和均衡的营养。其中，维生素和矿物质是人体所必需的营养素，对人体尤为重要，应及时补充。由于不良的饮食习惯造成的高血脂、动脉粥样硬化，可配以服用鱼油、卵磷脂帮助身体调节脂质代谢能力。工作过于紧张的人，经常睡眠不好，可选用松果体素片协助调节睡眠状态、缓解疲劳。另外，调整心理状态、保持乐观向上的态度，调整生活规律、劳逸结合、增加户外活动等均有利于亚健康的防治。

（二）健康的属性

健康的属性分生物属性和社会属性。

1. 健康的生物属性　健康的生物属性包括以下几个方面。

（1）身体健全：身体健全是指身体的外形正常，各系统器官的结构完整、功能正常。

（2）行为健全：行为健全指以正常的行为适应社会，在社会中能够与他人和睦相处，以良好的行为状态参与社会活动，服务于社会，贡献于社会。

（3）满足感：能够按照自己的意愿，在家庭和社会中生活和工作。

（4）适应性：能够适应生存的环境，并有能力改变周围环境，维护环境的良好状态。

2. 健康的社会属性　健康是生物学问题，又是社会学问题。人作为社会的一分子，具有社会属性。人的社会属性包括人的道德性、劳动性、相互依存性、社会交往性、合作性等。人类需要健康来完成这些属性，人的社会属性决定着健康的社会属性。人与人、人与环境、人与社会的协调统一是保证人类健康的基础和必要条件，如果破坏这种协调统一就会打破人类的健康平衡，导致疾病。

人类的健康与社会因素有着千丝万缕的联系，人类的健康可促进社会的发展，社会因素又可影响人类的健康，人类的健康状况被破坏后又可产生各式各样的社会问题。社会发展的核心是要满足人类对物质生活和精神生活的追求与享受，满足人类赖以生存的各种环境的需求。健康的社会性，涉及到物质文明、文化教育、生活方式、人际关系、婚姻和家庭、风俗习惯、宗教信仰等与健康的联系及对健康的影响。因此，应该正确地理解和把握健康的社会属性，深入研究健康的各个相关因素，为促进人类健康，构建和谐、向上的人类社会做出贡献。

（三）康复医学与人类健康维护

1. 维护人类健康的医疗卫生服务系统　医疗卫生服务体系由三部分组成，即维持与促进健康的医疗卫生服务保健系统、疾病救治的医疗卫生服务系统、康复治疗的医疗卫生服务系统（图1-4-1）。

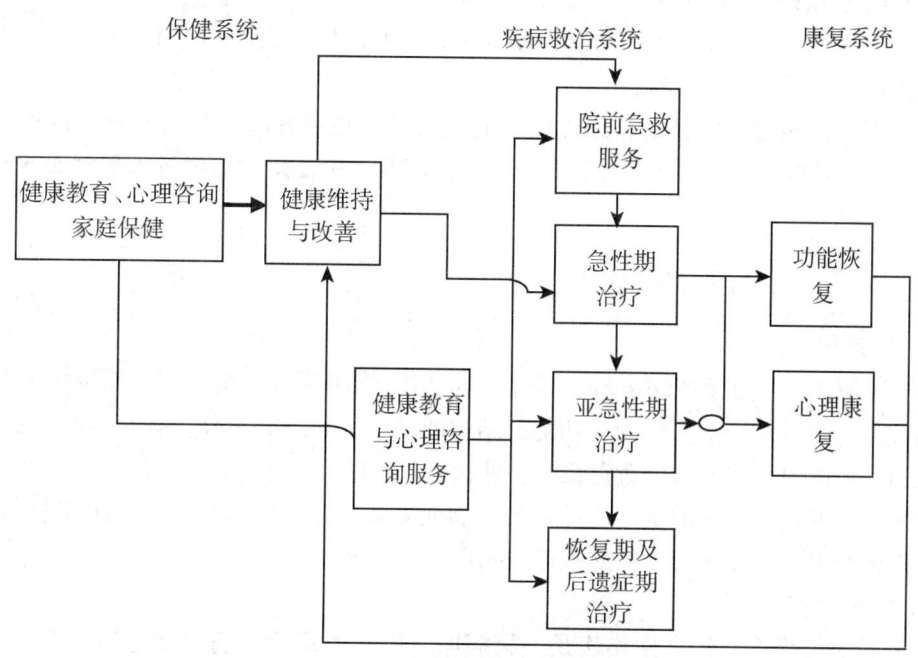

图1-4-1　维护人类健康的医疗卫生服务系统

保健系统是通过健康教育、心理咨询、家庭保健等预防医学措施，避免造成残疾的疾病出现，提高人们生活质量，即残疾的一级预防。疾病救治系统的主要功能是针对急性病和慢性病，采取积极有效的临床治疗措施，控制和治疗已发生的疾病，避免残疾出现，即残疾的二级预防。康复系统的主要功能是疾病得到救治后，通过康复医学的各个专业手段，帮助患者改善因疾病所致的各种功能障碍，避免轻度残疾发展为严重残疾，提高患者的生活自理能力，重返家庭和社会，即残疾的三级预防。残疾的各级预防是通过康复医学的手段完成的，由此可见，康复医学的方法已经渗透到维护人类健康的医疗卫生服务的各个系统。各医学专业的方法相互连接，共同完成健康的维护和疾病的治疗。

2. 康复医学在维护人类健康中的作用　康复医学是一门新兴的综合性医学学科，是现代医学科学的重要组成部分，它以研究解决功能障碍为核心、以严重危害人类健康的重大疾病、损伤等导致的功能障碍者为服务对象、以提高病残者生存质量并重返社会为宗旨，顺应了经济发展和社会进步的需求，是医学科学发展的必然趋势，在维护人类健康中占据十分重要的地位，发挥不可替代的作用，具体表现在以下几个方面。

（1）在人类健康的保健体系中发挥作用：随着康复医学的发展，康复医学的手段已经不再局限地应用在残疾的治疗过程中，而是从残疾的预防就开始应用。这一阶段主要是通过康复知识的普及、宣教，为健康人或亚健康人提供合理的运动、生活、工作方式的建议，延缓人类衰老，提高健康水平和生活质量，预防造成残疾的疾病出现。

(2) 在影响人类健康的疾病治疗中发挥作用：康复医学的重点是要解决伤病所致的各种功能障碍，这些问题是传统的临床治疗方法难以解决的，它可以有效地预防或减轻残疾的发生或程度，增进人类的健康状态，提高生活质量。

(3) 在造成人类健康水平下降的残疾治疗中发挥作用：康复医学的主要对象是各类残疾人。残疾的出现直接影响了残疾人的生活质量和参与家庭、社会生活的能力。康复医学的治疗方法可改善残疾人的各种功能，提高日常生活能力，促进他们回归家庭和社会，这是其他治疗方法所不能做到的。

(4) 维护人类健康的权益：康复医学的主要目的是要解决因伤病所致的各种能力下降，维护人人具有的健康和平等生存在社会中的权益。康复医学对增进人类健康起着非常重要的作用。

三、康复医学与人类疾病

(一) 疾病概述

1. 疾病的概念　疾病（disease）是在一定病因作用下自稳调节紊乱而发生的异常生命活动过程，并引发一系列代谢、功能、结构的变化，表现为症状、体征和行为的异常。疾病是由一定的原因造成的生命存在的一种状态，在这种状态下，人体的形态和（或）功能发生一定的变化，正常的生命活动受到限制或破坏，在不同的阶段表现出相应的症状，这种状态的结局有恢复正常、长期残存、死亡三种情况。

2. 疾病的种类

(1) 传染性疾病：传染性疾病是生物病原体引起的疾病。病原体包括病毒、立克次体、细菌、真菌、原虫、蠕虫、节肢动物等。病原体均具有繁殖能力，可以在人群中从一个宿主通过一定途径传播到另一个宿主，使之产生同样的疾病。烈性传染病常可造成人员大批死亡。现在发达国家的死因分析中传染病占1%以下，中国约为5%。

(2) 非传染性疾病：随着传染病的逐渐控制，非传染性疾病的危害相对地增大，人们熟悉的肿瘤、冠心病、脑出血等都属于这一类。在中国大城市及发达国家中这些疾病在死因分析中都居于前三位。非传染性疾病按成因分为以下几类。

1) 遗传性疾病：指受精卵形成前或形成过程中遗传物质改变造成的疾病。

2) 物理和化学损伤所致疾病：损伤可以是急性的，如化学物质的中毒、烧伤等，其症状、体征可以立即显示出来，病因十分清楚；也可以是慢性的，需经过多年，甚至下一代才表现出来，这种病因需经调查研究才能确定。人类的慢性中毒可出现于天然状态下，如饮用水中含氟量过高，可造成斑釉，甚至影响骨质生长，形成氟骨症。但更多的疾病是人工造成的，许多职业病和公害病，如矽肺、有机汞中毒引起的水俣病等。许多药源性疾病也是一种化学损伤。物理因素可造成冻伤、烧伤、电击伤、放射性损伤、高原病、潜水病等已被证实。

3) 免疫性疾病：指免疫反应紊乱所致的疾病，又可分为两大类：一是对外部或环境中某种抗原物质反应过强；二是免疫系统对自身的组织或细胞产生不应有的免疫反应，称为自身免疫。

4) 异常的细胞生长所致疾病：这类疾病是造成死亡的常见疾病之一。细胞的不正常生长称为增生。增生时细胞的形态并未改变，仍具有原来细胞的功能，如甲状腺细胞增生，引起甲状腺增大，分泌甲状腺素过多，出现甲状腺功能亢进。一般增生都由激素或慢性刺激引起，人体内正常细胞的增殖有一定限度，到了这个限度就停止增殖。增殖的调节机制削弱，就出现细胞的增生，这一调节机制完全丧失就导致肿瘤。

5）代谢病和内分泌疾病：包括先天性和后天性代谢病和内分泌疾病。

6）营养性疾病：包括营养不良和过营养性疾病。

7）老年性疾病：老年人由于存在有衰老的因素，往往很难区分随年龄增长引起的退化和老年性疾病引起的表现。因此，老年人疾病已经形成了独立系统的疾病。老年人最常发生问题的部位是心脏、血管和关节。老年人的抵抗力减弱，容易发生感染、创伤。

8）心因性疾病：亦即精神障碍。可分为器质性及非器质性心因性疾病两大类。器质性心因性疾病有明显的遗传倾向，特别是精神分裂症，常有家族史。非器质性心因性疾病是人面临生活中的压力而表现出来的精神症状，常见的是焦虑和抑郁。非器质性心因性疾病可由全身各个系统疾病引起，除了原发疾病的临床表现外，还有心因性疾病的症状。

（二）康复医学在疾病治疗中的作用

1. 康复医学在疾病的系统治疗中发挥作用　康复医学是医学的分支，所采用的方法是医学学科中的专门技术，是使由于伤病导致功能障碍者的潜在能力和残存功能得到充分发挥的医学科学体系。

由于疾病的特点和各个医学学科的局限性，决定了康复医学与其他临床医学有着不可分割的联系。绝大多数疾病会出现不同程度的功能障碍，在其临床治疗过程中需要康复治疗的参与。由此看来，康复医学的治疗方法已经融入疾病的临床治疗中。

从另外一个角度讲，康复医学的治疗手段是综合性的，需要多学科的合作，采取综合措施才能起作用。特别是疾病的早期治疗，包括药物、手术治疗的成功与否，对以后的系统康复治疗效果有着非常重要的影响，这些方法可贯穿在康复治疗的始终。例如，对脑出血的患者，急性期可通过手术清除血肿、药物活化脑细胞等治疗，康复治疗在患者病情稳定后开始介入；系统康复治疗过程中同样需要药物进行调整，加强整体治疗效果，对诸如足下垂等情况，必要时需要手术进行矫治。所以，康复医学的方法与其他医学专业的方法在疾病的治疗过程中是相互渗透、相互联系的，共同完成治病的任务。临床学科的发展，促进了康复医学的发展；同样，康复医学的发展，也推动了临床学科的发展。

2. 康复医学在疾病治疗中具有特殊性　康复医学已经作为一门独立的学科，主要研究和治疗各种功能障碍，如神经系统功能障碍、言语功能障碍、循环功能障碍、呼吸功能障碍、运动系统功能障碍等。这些功能障碍是由疾病所引起的，既可以是存在的，也可以是潜在的；可以是可逆的，也可以是不可逆的；可以是部分的，也可以是完全的；可以与疾病共同存在，也可以独立存在等。解决这些问题，需要采取康复医学的特殊手段，如物理疗法、作业疗法、言语疗法、心理治疗、社会康复等，发挥其在疾病治疗中的特殊作用。

康复医学涉及到各个系统疾病，在与其他各学科的密切联系过程中，逐渐形成了神经康复、骨科康复、儿科康复、老年康复、肿瘤康复、心脏康复、呼吸康复等多个康复医学分支，共同构成了康复医学体系。疾病的临床治疗阶段也恰是康复治疗的阶段，两者的协同作用是疾病得以恢复的必要条件。

康复医学的特殊性决定了与临床医学的区别。临床医学治疗的主要目的在于挽救生命、消除病因和逆转疾病的病理过程,采取的主要方法是药物、手术等。康复医学治疗的主要目的是恢复因伤病所致的各种功能障碍,预防继发性残损,提高生活自理能力,促进回归家庭和社会,采取的主要手段是多学科、综合性的,针对的病种是多系统的。因此,康复医学具有多学科性、广泛性、社会性的特征。目前普遍认为,康复治疗最好在疾病发生后,估计出现功能障碍之前就开始进行。早期康复治疗有利于促进患者整体及早恢复。

3. 康复医学在疾病治疗中的内容

(1) 针对原发损伤的治疗:大量基础和临床研究证明,康复医学的治疗方法不是简单的运动,它是依据疾病的发生、发展规律形成的科学治疗方法。这种方法对原发疾病造成的损害有明确的治疗作用。如康复医学的方法对脑血管病所致的偏瘫、言语功能障碍、认知功能障碍等均有治疗作用,而这种治疗作用是大脑功能恢复的直接结果,其恢复机制与中枢神经系统的可塑性和功能重组有关。

(2) 对继发损伤有防治作用:康复医学的治疗方法对预防和治疗疾病后各种原因造成的继发损伤有较好的效果。这些继发损伤包括废用综合征、误用综合征等。

1) 废用综合征(disuse syndrome):是指长期卧床不活动或活动量不足或各种刺激减少的患者,由于全身或局部的生理功能衰退而出现继发性结构、功能障碍。如肌萎缩、骨萎缩、骨质疏松、关节挛缩、体位性低血压、静脉血栓、坠积性肺炎、压疮等(表1-4-3)。这些问题可造成机体的二次损伤,严重时会形成继发性残疾,应加强防治。多数废用综合征是可以运用合理的康复方法预防的,废用综合征的防治应从疾病的早期开始。

2) 误用综合征(misuse syndrome):是指不正确、不科学的治疗方法导致的人为的继发性损害。如治疗方法不得当造成肌肉、关节、韧带损伤,痉挛加重,错误的运动形式出现等,这种情况可以通过正确的康复治疗方法预防和治疗。

康复治疗的早期介入可以有效地减少许多可能发生的并发症,对提高患者的整体治疗效果,促进其功能恢复具有十分重要的意义。

表1-4-3 常见的废用综合征

系统	废用综合征
运动系统	肌力下降、肌萎缩、骨萎缩、骨质疏松、关节挛缩
循环系统	运动耐力下降、体位性低血压、静脉血栓
呼吸系统	换气障碍、坠积性肺炎
消化系统	食欲下降、便秘
泌尿系统	泌尿系结石、膀胱炎、肾盂肾炎
精神神经系统	抑郁状态、瞻妄、神经反应下降
皮肤	压疮

四、康复医学与人类残疾

关于残疾的概念、残疾的分类及一些相关问题将在下一章中介绍,本部分重点叙述残疾对人类的影响、康复医学对残疾的预防和治疗作用。

(一) 残疾对人类的影响

残疾多是由伤病造成的。它可以与伤病同时存在，也可以发生在伤病之后。前者是残疾与疾病共存的功能障碍，这种功能障碍随着伤病的控制可以逐渐恢复；后者是伤病后遗留的功能障碍，给患者带来各种不利。残疾也可以与伤病无关，是独立存在的功能障碍，如先天性畸形或肢体、脏器缺失等。各种情况所致的残疾对人类的影响基本是相同的，一般有以下几个方面。

1. 对残疾人本身的影响　残疾可导致残疾人器官水平的功能障碍，对躯体造成直接影响，如脑血管病病人的肢体运动功能障碍。残疾对残疾人的个体产生影响，造成他们生活自理能力下降，给日常生活带来不方便。残疾对残疾人参与社会产生影响，使他们学习、工作、经济收入及参与其他社会活动的能力下降，产生社会不利。这些不利因素的影响，最终导致的结果是残疾人的生活质量下降。

2. 对残疾人家庭的影响　残疾人作为家庭的一员，他们所发生的问题不仅是个人问题，不可避免地要产生家庭问题。许多残疾人需要家庭成员照料，使得家庭关系发生了变化，残疾人在家庭中的角色发生了变化，增加了家庭的负担。

3. 对社会的影响　残疾人是社会的一分子，残疾后除了可以影响残疾人参与社会外，也同样会给社会带来影响。社会需要根据残疾人的实际情况，制订相应的政策、法规，组织相关的人力、物力、财力去解决残疾人生活、学习、工作等问题，恢复残疾人的各种权利。因此，残疾不可避免地会给社会带来负担。

针对这些影响，如何预防残疾的出现、改善残疾人的躯体功能、提高生活自理能力、减轻家庭和社会负担是摆在康复医疗工作者面前的十分艰巨的任务，也是康复医学的重要工作内容。

(二) 康复医学对残疾的预防作用

残疾预防是指伤、病、残发生前后采取措施，防止残疾发生或减轻功能障碍的程度。残疾的预防是康复医学的重要内容，是减少残疾的有效手段之一。残疾的预防应在残疾的发生、发展过程中不失时机地进行，应在人类发生、发育、成熟、衰老的不同时期进行。残疾预防即康复预防，与康复治疗互补，是康复医学的组成部分。我国医疗卫生工作的方针是预防为主，残疾人的康复医疗工作也同样遵循这一原则。残疾的预防对保障人民健康、节约人力资源、提高身体素质、推动社会发展具有十分重要的意义。

人类的残疾具有发生的普遍性、后果的严重性、预防的可能性的特点。残疾并不是注定要发生的，随着人们预防意识的加强、科学的进步、康复医学的发展，会有更多致残因素得到控制，残疾得到预防。

残疾预防从层面上分一级预防、二级预防、三级预防。一级预防的主要目的是预防造成残疾的疾病出现；二级预防的主要目的是疾病发生后，防止残疾出现；三级预防的主要目的是残疾出现后，防止发生严重残疾（详见第三章第一节）。

预防医学和康复医学的技术在残疾的预防过程中是相互渗透、相互联系的。一般的预防手段失去作用后，康复医学的方法就显得尤为重要，并贯穿在残疾三级预防的全部过程中。大量的临床实践证明，康复医学的方法可减少造成残疾的疾病出现、疾病出现后可减少残疾的出现、残疾出现后可减少严重残疾的出现，这是其他方法不可替代的。

(三) 康复医学对残疾的治疗作用

1. 对各种疾病所致残疾的治疗作用　康复医学的主要研究和治疗对象是各种类型的残疾人，康复治疗的范围包括肢体残疾人、智力残疾人、视力残疾人、听力语言残疾人、精神残疾人等。

躯体疾病所致残疾方面，除了肢体残疾外，对各种脏器疾病所致功能障碍也有较好的治疗效果。如神经系统疾病中的脑血管病、颅脑损伤、帕金森病、格林巴利综合征、去皮质状态、缺氧性脑病、周围神经疾病、儿童脑性瘫痪、脊髓损伤、脊髓灰质炎后遗症等，骨关节肌肉疾病中的截肢与假肢配戴、骨折、人工关节置换、关节炎、运动损伤、脊柱侧弯、肩周炎等，脏器疾病中的冠心病、高血压病、周围血管病病、慢性阻塞性肺疾病、慢性肺源性心脏病、糖尿病、肥胖症等。其他疾病中的肿瘤、疼痛等疾病所致的残疾已有了较好疗效和治疗经验。

康复医学对各类残疾的治疗手段是康复医学所特有的，方法是综合性的。其基本方法有物理治疗、作业治疗、言语治疗、心理治疗、中医治疗、康复工程、康复护理及残疾人的特殊教育或训练等。治疗目标是限制或降低残疾程度，克服由于残疾所导致的各种障碍，改变残疾造成的不利状态。

随着科学技术的发展、康复治疗技术的更新，康复医学的治疗谱会不断扩大，对各种疾病所致残疾的治疗必将发挥越来越重要的作用。

2. 对残疾整体治疗的作用　残疾所带来的问题涉及到身体、心理、精神、家庭、职业、社会等多方面，也体现出残疾治疗的整体性。要想达到有效的康复治疗目的，必须针对性地采取各种康复措施，包括医学的、工程的、教育的、职业的、社会的等一切可利用的手段和方法，致力于功能水平的全面提高。这些治疗措施组成了康复治疗的主要内容，构成了康复工作的领域。由于残疾的多样性，决定了康复措施的多学科性和综合性。

康复医学是残疾整体治疗的基础，与教育康复、社会康复、职业康复的方法结合，构成了残疾的整体治疗体系，是残疾人生活自理、回归家庭和社会的必要条件。康复医学能够在残疾的整体治疗中发挥重要作用，其原因是康复医学的方法可以解决残疾人身体、心理、精神等方面的问题。而教育康复、社会康复、职业康复的前提是残疾人有能够适应这些训练的身体基础。康复医学的特殊手段，决定了在残疾整体治疗中的特殊地位。医疗康复的治疗效果，决定了残疾人的康复治疗周期和其他康复手段的介入时机，影响着其他康复治疗的成效。但在残疾的整体治疗中各环节不是孤立存在的，医疗康复与教育康复、社会康复、职业康复的方法相互联系、密切配合，共同完成残疾整体治疗的目标。

第五节　如何学习康复医学

康复医学作为一门新的学科，在健康维持、疾病和残疾的治疗过程中发挥着重要作用，致力于康复医学工作的人越来越多。如何学习康复医学、做好康复医疗工作，是需要人们探讨的问题。学好康复医学应从以下几个方面入手。

一、理解康复医学的内涵

学习康复医学,首先要理解康复医学的内涵,以增强学习的目的性。康复医学是医学的一个重要分支,是促进病、伤、残者康复,研究关于功能障碍的预防、诊断、评定、治疗等问题的综合性医学学科。康复医学是康复学的一个组成部分,但两者有所不同。康复学包括医学康复、教育康复、职业康复和社会康复等多方面,研究包括医学在内的各种康复措施,不仅是身心康复,而且还包括教育、职业和社会康复的内容。而康复医学则是从医学的角度研究病、伤、残者的器官系统的损害及由此引起的整体功能障碍的本质及康复治疗方法。明确这一点,是学习康复医学的前提,有利于在学习过程中将康复医学与其他学科加以区分,掌握康复医学的精华,提高学习效果。

需要学习的内容包括康复医学的概念、康复医学的对象、康复医学的原则、康复医学的特点、康复医学的发展历程、健康与康复医学的关系、疾病与康复医学的关系、残疾与康复医学的关系、康复医学的理论基础、康复医学的手段、康复医学的工作方法、康复医疗服务体系、康复专业人员教育和培养、康复事业等。这些内容是学习康复医学、做好康复医疗工作必须要掌握的。

二、端正学习态度

残疾人康复事业是解决残疾人疾苦、造福于人类的伟大事业。针对残疾人的诸多问题,实现全面康复是基本原则,是一项巨大的系统工程。全面康复的发展依赖于国家经济的振兴、社会的发展和科学技术的进步。我国在过去二十多年的发展历程中,政府的领导和支持,有效的社会化管理,各学科康复工作者的努力,为全面康复的发展提供了保障。国外先进康复理论和技术的引进,祖国康复医学宝贵遗产的发掘,为我国的全面康复向着现代化、系统化和科学化的发展提供了有利的条件,具有我国特色的全面康复体系逐渐形成。

认清这一形势对学习康复医学是很有帮助的。康复医疗工作是残疾人康复事业的一部分,必须围绕这一事业完成好自己的任务。学习好康复医学的前提是要热衷于这一事业,脱离康复事业的工作是徒劳无效的。康复医疗工作者应在学习、工作中努力培养与残疾人的感情,与残疾人建立良好的关系,真正地了解残疾人的实际困难和需求,使自己置身于这一事业中。

康复医疗工作者所要具备的基本素质是要热爱残疾人康复事业、服务于残疾人康复事业、献身于残疾人康复事业,加强自身修养和品德培养,为残疾人康复事业作出贡献。这是学习康复医学应有的态度。

三、掌握学习方法

学习是由于经验或实践的结果而发生的持久或相对持久的适应性行为变化。学习是主体与客体的相互作用,经过内化而获得经验并外化为行为表现的活动。客体是学习的外部刺激,包括社会生活、社会实践等直接因素和各种书刊、实验设备、电教手段等间接因素。

内化是客体作用于主体的学习过程，即通过感知—理解—巩固—运用的学习过程。外化是主体反作用于客体的学习过程，其所获得的结果是表现于主体的外显的行为变化。学习康复医学也应该遵循学习的基本规律，通过内化和外化两个过程，达到预期的目的，并需要注意以下几个问题。

（一）把握知识的综合性

康复医学是一门综合性学科，这是由于它所要解决的功能障碍等问题的多样性、复杂性所决定的，需要掌握许多学科的知识。康复医学包括康复基础学、残疾学、康复评定学和康复治疗学四部分的众多内容。这些知识的掌握，无论是对于医学生还是康复医疗工作者都是必不可少的，是从事康复临床工作的必要条件和基础。

另外，还应该注意学习其他相关学科的知识和技能，并与康复医学的知识和技能结合，以满足康复医疗工作的需要。如作为一名神经康复医师，除了具备所从事工作的康复专业技能外，还应有良好的内科、神经内科基础和其他相关学科的知识，才能系统地管理好患者的康复治疗过程，胜任这项工作。

（二）把握知识的特殊性

康复医学作为独立学科，有其特殊的知识体系。它的知识体系主要是围绕功能、残疾，从基础医学到临床治疗构建的。许多知识是在原有的临床学科知识的基础上形成、完善的。如神经康复是在神经内科和神经外科的基础上产生和发展的，但又有所区别，形成了具有自身特点的基础理论和治疗方法。那么，学习康复医学就要学会把其特殊的知识总结出来，并与相关学科的知识对照，把握康复医学的特点，学其精华，达到事半功倍的效果。

（三）理论与实践结合

康复医学是针对伤病、残疾进行预防和治疗的应用学科。学习康复医学，除了要掌握基础理论知识外，还应学会把理论知识运用到医疗工作中，以理论为基础，指导医疗工作，并在工作实践中丰富理论。在学习过程中，注意理论与实践结合，获得具有实际意义的康复医学知识。

（四）在学习中解决问题

带着问题学习是学习的基本方法。带着问题学习，可以提高思考、分析和解决问题的能力。寻找学习中的问题的目的是要解决问题，抱着这样的态度学习，有利于学得扎实的知识。学习康复医学要学会在学习中解决问题，通过反复地提出问题，解决问题，丰富自己的知识，掌握过硬的技术。

（李建军　桑德春）

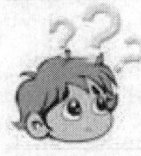

思考题

1. 康复的定义是什么？
2. 全面康复包括哪些内容？
3. 康复医学的定义是什么？
4. 如何学习康复医学？

第二章 康复医学基础

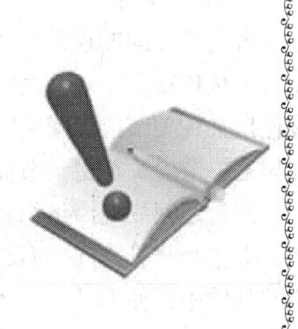

学习目标

1. 掌握运动系统的组成和主要功能，了解运动的生理效应和生物力学。
2. 掌握人体发育的基本规律和发育评定，了解影响生长发育的因素和异常发育。
3. 了解神经系统的构成和主要功能，掌握中枢神经系统损伤后恢复理论。
4. 了解康复对象的心理问题，熟悉心理评定和治疗方法。
5. 掌握残疾的概念和原因，了解残疾的流行病学和分类、分级方法。

康复医学基础是康复医学知识体系的一部分。康复医学基础理论研究的不断深入，极大地推动了康复医学的整体发展，使得康复医学的技术、方法更加科学、合理，康复治疗手段有了更多的理论支持。康复医学基础涉及到方方面面的内容，由于篇幅有限，本章主要介绍运动学基础、人体发育学基础、神经学基础、心理学基础和残疾学基础。

第一节 运动学基础

运动学（kinesiology）是研究人体节段运动和整体运动时，人体在空间的位置变化和时间的关系，运动与力的关系，伴随运动而发生的生理、生化等变化的学科。人体运动学是力学、生理学、生物学等相互渗透的学科，是康复医学的基础之一。

一、运动系统的组成

运动系统由骨、骨连接和骨骼肌三部分组成，共同完成其生理功能。

（一）骨

骨是人体内以骨组织为主体构成的坚硬器官，为人体的支架，由筋肉连接，起着支撑形体、保护内脏和进行运动的作用。

骨主要由骨质、骨髓和骨膜三部分构成，有丰富的血管和神经组织分布。长骨的两端是呈窝状的骨松质，中部是致密坚硬的骨密质，骨中央是骨髓腔，骨髓腔及骨松质的缝隙里含有骨髓。儿童的骨髓腔内的骨髓是红色的，有造血功能，随着年龄的增长，逐渐失去造血功能，但长骨两端和扁骨的骨松质内，终生保持着具有造血功能的红骨髓。骨膜是覆盖在骨表面的结缔组织膜，里面有血管和神经，起营养骨质的作用。同时，骨膜内还有成骨细胞，能增生骨质，使受损的骨组织愈合和再生。

骨的化学成分由有机物和无机物组成，有机物主要是蛋白质，无机物主要是钙质和磷质。人体骨分为长骨、短骨、扁平骨、不规则骨和混合骨等五种形态。成人骨共有 206 块，分为头颅骨、躯干骨、上肢骨、下肢骨四个部分。

（二）骨连接

骨与骨之间的连结装置，称为骨连接。骨连接根据结构形式分为直接连接和间接连接。直接连接是指两骨之间紧密连接，没有关节腔，分韧带连接、软骨结合、骨结合。间接连接又称关节或滑膜关节，由相邻接的两骨相对形成，有三个以上的骨参加构成的关节称做复关节。关节由关节面、关节囊、关节腔组成。

两骨之间靠结缔组织直接连结的叫做韧带连接。一般的韧带连接两骨间可有极微的动度。有些骨与骨之间，两直线缘相对或互以齿状缘相嵌，中间有少量结缔组织纤维穿入两侧的骨质中，使连结极为紧密，叫做缝，如颅骨的冠状缝和人字缝。

相邻两骨之间以软骨相连接叫软骨结合。软骨组织属结缔组织的一种，呈固态有弹性，由大量的软骨细胞和间质构成，由于间质的成分不同，又有透明软骨、纤维软骨和弹力软骨的区分。

骨结合由软骨结合经骨化演变而成，完全不能活动，如五块骶椎以骨结合融为一块骶骨。

（三）骨骼肌

骨骼肌又称横纹肌，是肌肉的一种。大多数骨骼肌借肌腱附着在骨骼上，由许多平行排列的骨骼肌纤维组成。它们的周围包裹着结缔组织。包在整块肌外面的结缔组织为肌外膜，是一层致密结缔组织膜，含有血管和神经。肌外膜的结缔组织以及血管和神经的分支伸入肌内，分隔和包围大小不等的肌束，形成肌束膜。分布在每条肌纤维周围的少量结缔组织为肌内膜，肌内膜含有丰富的毛细血管。各层结缔组织膜具有支持、连接、营养、保护肌组织，调整肌肉活动的作用。

骨骼肌由许多成束的肌纤维组成，每条肌纤维是一个肌细胞。成人肌纤维呈细长圆柱形，直径约 60 μm，长可达数毫米乃至数十厘米。多数肌肉的肌束和肌纤维呈平行排列，两端都和由结缔组织构成的腱相融合，附着在骨上。

人体肌肉基本结构相似，一般可分为中间部的肌腹和两端的肌腱。肌腹是肌肉的主体部分，由横纹肌纤维组成的肌束聚集构成，色红，柔软，有收缩能力。肌腱呈索条或扁带状，由平行的胶原纤维束构成，色白，有光泽，但无收缩能力。肌腱附着于骨处与骨膜牢固地编织在一起。阔肌的肌腹和肌腱都呈膜状，其肌腱叫做腱膜。

肌肉有长肌、短肌、扁肌、轮匝肌等不同形态。长肌多见于四肢，有两个类型。一类长肌呈梭形或扁带形，肌束的排列与肌的长轴相一致，收缩的幅度大，可产生大幅度的运动，但由于其横截面肌束的数目相对较少，故收缩力也较小；另一类长肌有长的腱，肌束斜行排列于腱的两侧，酷似羽毛，名为羽状肌（如股直肌），或斜行排列于腱的一侧，叫半羽状肌（如半膜肌），这类肌肉其生理横断面肌束的数量大，收缩力较大，但由于肌束短，故运动的幅度小。短肌多见于手、足和椎间。扁肌扁薄宽阔，多分布于胸、腹壁，收缩时除运动躯干外，还对内脏起保护作用。轮匝肌则围绕于口、眼等开口部位。

二、运动系统的主要功能

运动系统约占成人体重的60%，构成人体的基本轮廓。在神经系统的支配和其他系统的配合下，对人体起着支持、运动和保护等作用。

（一）骨的功能

大部分的骨可以具有以下所有功能，但由于骨的结构、位置不同，部分骨只有其中几种功能。

1. **支持功能** 人体由各种不同骨连接，形成人体正常的形状。骨构成骨架，维持身体姿势。脊柱骨由一串形状相似的椎骨组成，具有支持躯干、头颅的作用。四肢骨由管状骨组成，下肢骨起到支持整个身体的功能。

2. **运动功能** 骨的支持功能是人体站立、行走的前提。在神经系统支配下，骨、骨骼肌、肌腱、韧带和关节一起产生并传递力量，使身体产生运动。

3. **保护功能** 骨依靠其本身的坚固性，具有保护内部器官的功能。如颅骨保护脑组织，骨盆保护盆腔脏器。

4. **造血功能** 在长骨的骨髓腔和海绵骨的空隙中充填有骨髓。红骨髓具有造血功能，制造血细胞。

5. **贮存功能** 骨中贮存有钙、磷等身体重要的矿物质。

（二）骨连接的功能

骨直接连接的主要功能是构成人体的支架，起固定或稳定作用。骨间接连接，即关节，有极大的活动性，可做屈和伸、内收和外展、内旋和外旋等运动，使机体完成各种动作，以适应生活需要。

构成关节的软骨、关节囊的滑膜层、关节腔和腔内的滑液，都有利于关节活动；关节囊的纤维层、关节内外的韧带、关节周围的肌肉紧张度，则有利于增强关节的稳定性。

从功能上来看，稳定性好的关节，活动性相对差；活动性好的关节，稳定性相对差。上肢的活动性好，主要功能是作业活动；脊柱和下肢的稳定性好，主要功能是支撑、站立、行走。

（三）骨骼肌的功能

骨骼肌是体内最多的组织，约占体重的40%，附着在骨上。骨与肌共同赋予人体以基本外形，并构成体腔的壁，以保护脑、心、肺、脾、肝、膀胱等器官。肌肉收缩时，牵引骨移动位置，产生运动。在运动中，骨起杠杆作用，关节是运动的枢纽，骨骼肌是运动的动力。骨骼肌是运动的主动部分，骨和骨连接是运动的被动部分。

骨骼肌活动是在中枢神经系统的控制下完成的。每个骨骼肌都是一个独立的结构和功能单位，它们至少受一个运动神经末梢的支配，在神经冲动传来时进行收缩。人的各种躯体运动是在骨和关节的配合下，通过骨骼肌的收缩和舒张完成的。

四肢的骨骼肌在附着点之间至少要跨过一个关节，通过肌肉的收缩和舒张引起肢体的屈曲和伸展等。人体生活姿势的维持和动作的完成是许多骨骼肌相互配合活动的结果。

一般认为，骨骼肌收缩的机制是按肌丝滑动的原理完成的。其基本过程如下：①运动神经末梢将神经冲动传递给肌膜。②肌膜的兴奋经横小管迅速传向终池。③肌浆网膜上的钙泵活动，将大量 Ca^{++} 转运到肌浆内。④肌原蛋白 TnC 与 Ca^{++} 结合后，发生构型改变，进而使原肌球蛋白位置发生变化。⑤原来被掩盖的肌动蛋白位点暴露，并与肌球蛋白头部接触。⑥肌球蛋白头部 ATP 酶被激活，分解了 ATP 并释放能量。⑦肌球蛋白的头及杆发生屈曲转动，将肌动蛋白拉向 M 线。⑧细肌丝向 A 带内滑入，I 带变窄，A 带长度不变，但 H 带因细肌丝的插入可消失，由于细肌丝在粗肌丝之间向 M 线滑动，肌节缩短，肌纤维收缩。⑨收缩完毕，肌浆内 Ca^{++} 被泵入肌浆网内，肌原蛋白恢复原来构型，原肌球蛋白恢复原位又掩盖肌动蛋白位，肌球蛋白头与肌动蛋白脱离接触，肌则处于松弛状态。

在人体体表可以看到或摸到肌和骨的突起及凹陷，分别称为肌性或骨性标志。临床上常用这些标志来确定内脏器官、血管和神经的位置。

三、运动的生理效应

运动是物质的固有性质和存在方式，是物质所固有的根本属性，没有不运动的物质，也没有离开物质的运动。运动可以使身体的各个系统发生适应性变化，与之相伴随的是各种功能的改变。针对性的运动，对防病、治病有着十分重要的意义，甚至能够使某些已丧失的功能得到不同程度的恢复。

（一）运动对中枢神经系统的影响

神经系统包括中枢神经系统和周围神经系统。中枢神经系统是机体活动的最高控制部位，通过周围神经系统把运动信息传递给其他系统，产生肢体和各脏器的各种形式的运动。人体活动的本质是神经系统的反射活动，是经过感知、分析、判断、作出反应这个过程来完成的。中枢神经系统对全身各个系统有控制作用，同时又需要周围器官感受、传入各种信息，保持其兴奋性和紧张性。经常运动可以改善和提高神经系统的反应能力，使得身体运动的调控更加准确、协调。

神经系统的主导部分大脑虽然只占人体重的 2%，但所需要的氧气是由心脏总血流量的 20% 来供应。运动可以改善大脑的供血、供氧，增强大脑皮质的兴奋性和抑制性，使大脑皮质的兴奋与抑制经常保持平衡状态，改善神经调节的均衡性和灵活性，提高对各器官、组织的调节能力，对损伤后的脑组织功能重组、代偿起着重要作用。运动还可调整人的精神情绪，提高人的意志，增强信心。

（二）运动对运动系统的影响

1. 运动对骨的影响　通过运动的刺激和增强骨营养代谢的作用，可促进骨的生长发育，使骨小梁的排列更加整齐有规律，骨密质增厚，骨变粗，骨面肌肉附着处突起明显等形态结构上的良好变化。

随着形态结构的变化，骨骼的增长，人逐渐长高。骨变得更加粗壮和坚固，抗折、抗弯、抗压缩和抗扭转等骨的机械性能都有了提高。

运动的压的刺激，使软骨细胞的繁殖、成熟、肥大加快，加之运动使血液循环改善，骨获得充分的养料，从而向两端快速生长。下肢骨变长，在身高、体重的增长方面表现尤为显著。

不同的运动项目对人体各部分骨的影响不同。经常从事下肢活动，对下肢骨的影响较大；长期从事上肢活动，对上肢骨的影响就明显。

2. 运动对关节的影响　科学的运动对人体关节的形态结构和功能会产生良好影响，归纳如下。

（1）使关节面骨密质增厚，提高对运动负荷的承受能力。

（2）使关节面软骨增厚，增加了关节的稳固性，并提高了关节的运动缓冲能力。

（3）使关节囊增厚，加固关节。关节囊内层的滑膜层分泌滑液功能提高，减少软骨之间摩擦。

（4）使关节滑膜囊与滑膜皱襞的形态、结构发生变化，避免关节面过大的撞击和摩擦。

（5）使关节周围肌肉力量增强，肌腱、韧带增粗，肌腱、韧带在骨附着处直径增大，胶原纤维增加，关节的稳固性增强，提高运动能力。

（6）改善关节的活动范围和灵活性

3. 运动对肌肉的影响　运动可以使肌肉结构、功能发生变化，使肌肉在神经系统的支配下灵活协调、反应迅速、准确有力、耐久高效。不同类型的运动，对肌肉的结构和功能有不同的影响，产生不同的效果（表2-1-1）。

（1）运动对肌肉形态结构的影响：运动可以使肌纤维中线粒体数目增多、代谢旺盛，肌纤维数目增多，肌纤维增粗，肌肉体积增大，重量增加，肢体围度的大小可反映肌肉体积增大程度。

（2）运动对肌肉力量的影响：每块肌肉中含有许多肌纤维，在运动时并不是所有肌纤维都收缩，只有一部分肌纤维接受神经冲动，发生收缩反应。不收缩的肌纤维称不动肌纤维。肌纤维不收缩部分是由于神经控制中不使用它们，或是达到运动终板的神经冲动太少、太弱而不引起收缩反应。一般人的肌肉只60%的肌纤维参加收缩活动，而经常运动可使参加收缩活动的肌纤维提高到90%左右，使得肌肉力量增大。

（3）运动使肌肉中脂肪减少：在不运动或运动较少的情况下，肌肉表面和肌纤维之间会有脂肪堆积。肌肉内的脂肪在肌肉收缩时会产生摩擦，消耗能量，同时也降低了肌肉的收缩效率。运动可以减少肌肉的脂肪，提高运动能力。

（4）运动使肌肉内结缔组织增多：运动尤其是力量性运动，在肌肉反复收缩过程中，使围绕每根肌纤维周围的肌膜和肌束周围的肌束膜变厚。肌肉收缩的反复牵引使肌腱和韧带中细胞增殖而变得坚实粗大，提高抗拉断能力。

（5）运动对肌肉化学成分的影响：运动可使肌肉中肌糖原、肌球蛋白、肌动蛋白、肌红蛋白和水分等含量增加，使肌肉收缩能力提高，氧贮备量增加，力量增大。

（6）运动使肌肉中运动终板增多、增大：系统的运动训练可使肌肉中运动终板底盘直径相应增大，运动终板核数量明显增多，有利于提高肌肉的活动能力。

（7）运动使肌肉中毛细血管增多：在日常的一些动作中，大部分肌肉的活动量很小，这些肌肉中的毛细血管大部分是关闭的。剧烈运动时，全身肌肉都参与活动，肌肉的活动量很大,肌肉中的毛细血管几乎全部开放,为安静时的 20~30 倍,供给肌纤维更多的营养。经常运动可以使骨骼肌内毛细血管数量和分支吻合支增多,提高肌肉的供血能力,形态、功能得到完善,有利于肌肉持续长时间的高负荷运动。

表 2-1-1 不同类型运动对肌肉的影响

运动形式	结构、功能变化	结果
力量运动	蛋白合成能力增强,分解降低	增强肌力
	线粒体相对减少,无氧代谢能力增强	增强爆发力,改善肌群中
	肌纤维增粗	协调能力
		耐力可能下降
耐力运动	线粒体增多	增加耐力
	改变无氧代谢途径	运动中糖原利用少
	肌纤维增粗	运动中乳酸形成少
	增加血液循环	
代偿性过负荷运动	肌纤维增粗	增加机械功
	氧化能力增强	增强维持张力能力
		不易疲劳
制动	线粒体减少	肌肉力量、耐力下降
	肌肉血流量减少	应急能力减退
	肌萎缩	

(三) 运动对心血管系统的影响

心血管系统是一个封闭的管道系统,由心脏和血管所组成。心脏是动力器官,血管是运输血液的管道。通过心脏有节律性的收缩与舒张,推动血液在血管中按照一定的方向不停地循环流动,称为血液循环。血液循环是机体生存最重要的生理功能之一,运动对血液循环的各个环节有非常重要的影响调节作用。

1. 运动对血液循环的调节 运动时,骨骼肌收缩的结果是其耗氧量增加。为了适应这一变化,心血管系统需要提高心输出量以增加血液供应,满足肌肉组织的供氧,并带走过多的代谢产物。

运动时心输出量的增加与运动量或耗氧量成正比。运动时,由于肌肉的节律舒缩,呼吸运动加强,回心血量增多,心输出量也随之增加。在回心血量增多的基础上,心脏交感神经兴奋,心率加快,心肌收缩力加强,心输出量增加。交感神经兴奋还使得肾上腺分泌儿茶酚胺增多,进一步加强心肌的兴奋作用。

运动时心输出量增加,并非平均分配给全身各个器官。通过体内调节机制,心脏和进行运动的肌肉的血流量明显增多,不参与活动的肌肉和器官血流减少,以保证有效、足够的血液供应。

不同形式的运动,对心血管系统的影响有所不同。等张收缩使心率加快、回心血量增多、外周血管阻力下降、收缩压增高、心肌耗氧量增加,但舒张压不变。等长收缩使心率加快、心输出量增多、血压增高、心肌耗氧量增加,但每搏输出量和外周血管阻力变化不大。

2. 运动时动脉血压的变化　运动时动脉血压的变化取决于心输出量和外周血管阻力两者之间的关系，如果心输出量的增加和外周血管阻力的降低两者比例合适，动脉血压的变化不大。否则，可发生动脉血压增高或降低的现象。

在有许多肌肉参与运动的情况下，运动的肌肉中的动脉扩张，不运动的组织中的血管收缩，前者对外周血管阻力的影响大于后者的作用，故总的外周阻力仍降低，表现为动脉舒张压的降低。这样有利于增加心输出量，并减少输送氧给做功肌的阻力。

另一方面，在血管反应良好的人体，运动可以导致心输出量显著增加，收缩压升高，而舒张压可能比安静时略高或不变或稍低。这种情况可见于大肌群参与的运动项目，如骑自行车、跑步等。

在缺氧、等长收缩、小肌群参与的大强度运动，心输出量增多，但由于局部血管扩张作用较小，可导致收缩压和舒张压均升高。

3. 运动时的心率变化　心率受神经、体液调节，运动时交感神经兴奋，心率加快。心率的改变与运动强度有关，可用心率反映运动强度。

正常人运动时最高心率（次/min）= 220 - 年龄（岁），一般慢性病患者运动时最高心率（次/min）= 170 - 年龄（岁）。由安静到运动，运动强度越大，心率越快。

4. 运动对心血管功能的影响　运动时心脏舒张期延长、促进侧支循环，有利于冠状动脉灌注，保证心肌供血，提高心脏的兴奋性、传导性和收缩性，增强心脏功能。

运动可提高周围血管的调节能力，增强血管的弹性，适应外周阻力的各种变化，保持血压的稳定状态。运动对心血管功能的影响，也可以通过运动对神经体液调节能力的改善来完成。心血管功能受神经体液的调节，运动可以增强神经体液的调节能力，这样可给心血管功能带来良好的影响。

（四）运动对呼吸系统的影响

人体在新陈代谢过程中，不断地从空气中摄取氧气并排出二氧化碳，这依赖于呼吸系统的正常结构和功能，而运动对呼吸系统的结构和功能有良好的影响。

1. 促进和改善呼吸系统的结构　经常运动可使呼吸肌的力量增强，胸廓运动的幅度也随之增大，表现在胸围和呼吸差的增大。运动还可使肺泡得到充分张开，加深呼吸的深度，增加呼吸容量。主动运动可以改善肺组织的弹性和顺应性，这是提高肺功能的基础。

2. 有效地提高呼吸功能　运动可以使呼吸功能发生变化，表现为肺活量增加、呼吸频率减低、呼吸深度加大。肺活量的大小是呼吸器官的工作能力的表现。经常运动的人，肺的弹性好，呼吸肌的力量强，肺活量比一般人明显增加。

呼吸深度加大，标志着呼吸功能的提高，能保证肺有足够的通气量。一般人的呼吸浅而急促，安静时每分钟大约呼吸 12~18 次。经常运动的人，呼吸深而缓慢，每分钟约 8~12 次。这样不仅使肺脏能获得较多的休息时间，同时也增加了换气的效率，这种差别在运动时表现得更为明显。

（五）运动对消化系统的影响

适宜的运动对消化系统有良好的作用。进行运动时要消耗较多的能量物质，可反射性地促进肠胃的消化和吸收。运动时能促进膈肌进行较大幅度的升降活动，对胃肠起按摩的作用，从而增强消化功能。

饭后适度的活动，能使消化腺分泌旺盛，促进胃肠蠕动。低强度运动对胃酸分泌和胃排空影响较小，中等以上强度的运动可延缓胃排空，特别在高渗饮食、高脂饮食、饱食后更明显。饱食后，不宜进行剧烈运动，这样会减少胃肠的供血量，影响消化吸收功能；同时过度震荡充满食物的胃肠，牵拉肠系膜，会诱发疼痛，甚至引起呕吐等不适反应。

（六）运动对内分泌系统的影响

肾上腺髓质受交感神经支配，在运动状态下，交感神经系统被激活，儿茶酚胺分泌升高。儿茶酚胺升高的程度与运动强度有关，运动强度越大，儿茶酚胺升高的幅度也越大。经过一段时间的运动训练后，完成同等运动负荷时儿茶酚胺的反应降低，表明运动能力得到改善。

运动对垂体内分泌功能有影响。运动时腺垂体所分泌的生长激素在血中的浓度升高，而且升高幅度与运动强度成正比。

随着强度的增大，血浆醛固酮浓度也逐渐升高。抗利尿激素和盐皮质激素在急性运动后明显升高。但完成同等强度运动时，运动水平高与缺乏运动者血中抗利尿激素升高的水平相似。

运动可以使胰岛素水平下降，其降低程度与运动时间和运动强度有关。在运动开始20分钟期间，运动强度高者与运动强度低者胰岛素水平均降低。但随着运动时间的推移，运动强度高者胰岛素水平不再明显降低，而运动强度低者一直持续降低。运动结束后1小时或更长时间，血中胰岛素水平才能达到运动前水平。

运动使绝经后妇女雌激素水平轻度增高，调整钙磷代谢，有利于防止骨质疏松。

（七）运动对心理的影响

运动能促进身体发展，为心理健康发展提供坚定的物质基础。人脑是人体的一部分，人的心理是人脑的有机体。心理健康应以健康的大脑为物质基础。运动促进身体健康，为心理发展提供必要条件。

运动对心理状态有调整作用。建立自信的运动，可以挑战自我体能，逐步达成运动目标，掌握改变的进度与结果，重新认识自我价值。情绪低落时，运动能分散注意力，避免过度专注于目前的烦恼及衍生的不适。正向连结运动可以避免产生紧张、恐惧感，取代负向情绪与身体症状间的不当连结。运动能增加社交及接受外界刺激的机会，丰富生活经验，增加与环境的互动，减轻孤独感。

四、运动的生物力学

（一）生物力学的概念

生物力学（biomechanics）是应用力学原理和方法，定量研究生物体内力学问题的生物物理学分支。其研究范围包括生物整体和生物体内各系统、器官等。生物力学的基础是能量守恒、动量定律、质量守恒三定律和描写物性的本构方程。生物力学研究的重点是与生理学、医学有关的力学问题。下面介绍与生物力学相关的名词、概念。

1. 力（forces） 力是一个物体对另一个物体的作用。力不是单独存在的，是受力物体和施力物体之间作用的结果。一物体受到力的作用，必定有另外一个物体对它施加这种作用。一物体作用在另一物体的力有压力、张力和剪力。使物体压缩的力是压力；使物体拉开的力是张力；使物体既不压缩也不拉开，而使物体变形的力是剪力。

力具有大小、方向及作用点三个要素。力是一种矢量，力的相加、相减为矢量的合成和分解。力的单位是牛顿。

力是运动的产生和控制的决定因素。使人体运动的力，可分为内力和外力。内力是人体内各组织器官相互作用的力，如肌肉的收缩力、韧带肌腱的弹力、组织器官间的阻力、器官间的摩擦力等。外力是外部环境作用于人体的力，如重力、外界施加的助力或阻力、摩擦力等。内力和外力的互相作用产生了适应、平衡和协调，有利于人体的静态和动态活动。

2. 力矩(torque)　力（F）与其力臂（L）的乘积叫做力对转动轴的力矩。用字母 M 表示，M = FL，其单位：牛·米（N·m）。

物体上的各点都沿圆周运动，但所有各点做圆周运动的中心在同一直线上，这条直线就叫转动轴。

力和转动轴之间的距离，即从转动轴到力的作用线的距离，叫做力臂。

力矩可以产生力矩平衡，即作用在物体上几个力的合力矩为零时的情形叫力矩的平衡。而力矩的平衡条件是：有固定转动轴物体的力矩的矢量和等于零。

力矩是力对物体转动作用的量度。人体的各种运动多是肌肉的拉力矩作用于相应环节，使之绕关节轴转动来完成的。

3. 应力和应变

（1）应力(stress)：是受力物体截面上内力的集度，即单位面积上的内力。表示人体结构内某一平面对外部负荷的反应，用单位面积上的力表示（N/cm^2）。

（2）应变(strain)：是物体内任一点因各种作用引起的相对变形。用长度与原始长度的百分比表示，即应变 = 变化的长度/原长度。

4. 质量、重量、动量、冲量

（1）质量(mass)：是物体的一种性质，通常指该物体所含物质的量，是物体被快速移动时的抵抗力。质量的单位是千克（kg）。

（2）重量(weight)：是在地心引力的作用下，物体所具有的向下的力的大小。

（3）动量(momentum)：是与物体的质量和速度相关的物理量，是物体的质量和速度的乘积。

（4）冲量(impulse)：是作用在物体上的力，使物体的动量在某一时段内发生变化的度量，其值等于力和其作用时间的乘积。

5. 强度和刚度

（1）强度(strength)：是物体在经受外力或其他作用时抵抗破坏的能力。可用极限应力表示。

（2）刚度(stiffness, rigidity)：是物体抵抗变形的能力。刚度（k）= P/δ，P 是作用于物体的力，δ 是由于力而产生的形变。刚度的国际单位是牛顿每米（N/m）。

6. 蠕变(creep)　蠕变是物体在持续压力下的时间依从性变形。即物体受到应力后，应力保持常数，该物体继续发生变形。许多生物组织的蠕变，是由于受压阻止水分被挤出所致。

7. 位移、平动、转动

（1）位移（displacement）：是物体在外来因素作用下引起的质点位置的改变。它是一个有大小和方向的物理量，其单位为米（m）、厘米（cm）、千米（km）等。

（2）平动（translational motion）：是物体在运动过程中，物体上任意两点运动前后的连线保持平行。

（3）转动（turn, revolve, rotate）：是物体的每一质点在运动过程中都绕同一转轴做轨迹为圆周的运动。

8. 摩擦（friction） 摩擦是相互接触的两个物体有相对运动或相对运动的趋势时，在接触界面上出现阻碍相对运动的现象。

摩擦的种类很多，按摩擦的运动形式分为滑动摩擦和滚动摩擦。前者是两相互接触物体有相对滑动趋势或相对滑动时的摩擦，后者是两相互接触物体有相对滚动趋势或相对滚动时的摩擦。按摩擦的运动状态摩擦分为静摩擦和动摩擦，前者是相互接触的两物体有相对运动趋势并处于静止临界状态时的摩擦，后者是相互接触的两物体越过静止临界状态而发生相对运动时的摩擦。按摩擦表面的润滑状态，摩擦可分为干摩擦、边界摩擦和流体摩擦。摩擦又可分为外摩擦和内摩擦，前者是指两物体表面作相对运动时的摩擦，后者是指物体内部分子间的摩擦。

（二）骨的生物力学

1. 骨的基本力学特性

（1）各向异性：骨的结构为中间多孔介质的各向异性体，其不同方向的力学性质不同。

（2）弹性和坚固性：骨的有机成分组成网状结构，使骨具有弹性，并具有抗张能力。骨的无机物填充在有机物的网状结构中，使骨具有坚固性，具有抗压能力。

（3）抗压力强、抗张力差：骨对纵向压缩的抵抗最强，即在压力情况下不易损坏，在张力情况下易损坏。

（4）耐冲击力和持续力差：骨对冲击力的抵抗比较小，其持续性能、耐疲劳性能较差。

（5）应力强度的方向性：皮质骨与松质骨的结构不同，承受的力量及两者的刚度也不同。皮质骨的刚度比松质骨大，变形程度则较之要小。两者的各向异性对应力的反应在不同方向各不相同。

（6）骨的强度和刚度：反映骨强度的参数有结构在破坏前所能承受的载荷、结构在破坏前所能承受的变形和结构在破坏前所能贮存的能量。骨的刚度用弹性范围内的曲线斜率表示。

（7）机械应力对骨的影响：机械应力与骨组织之间存在着生理平衡。骨对生理应力刺激的反应是处于动态平衡状态，应力越大，骨组织增生和骨密质增厚越明显。

2. 骨的承载能力 骨承载能力的大小与三个因素有关：①骨的强度，即骨在承载负荷的情况下抵抗破坏的能力。②骨的刚度，即骨在外力作用下抵抗变形的能力。③骨的稳定性，即骨保持原有平衡形态的能力。

3. 载荷的模式　人体在运动中会对机体的每块骨产生复杂的力,骨会承受来自多方的不同形式的载荷。施加在骨上的不同方向的力和力矩,可在骨上产生拉伸、压缩、弯曲、剪切、扭转和复合载荷等不同的载荷模式(图2-1-1)。

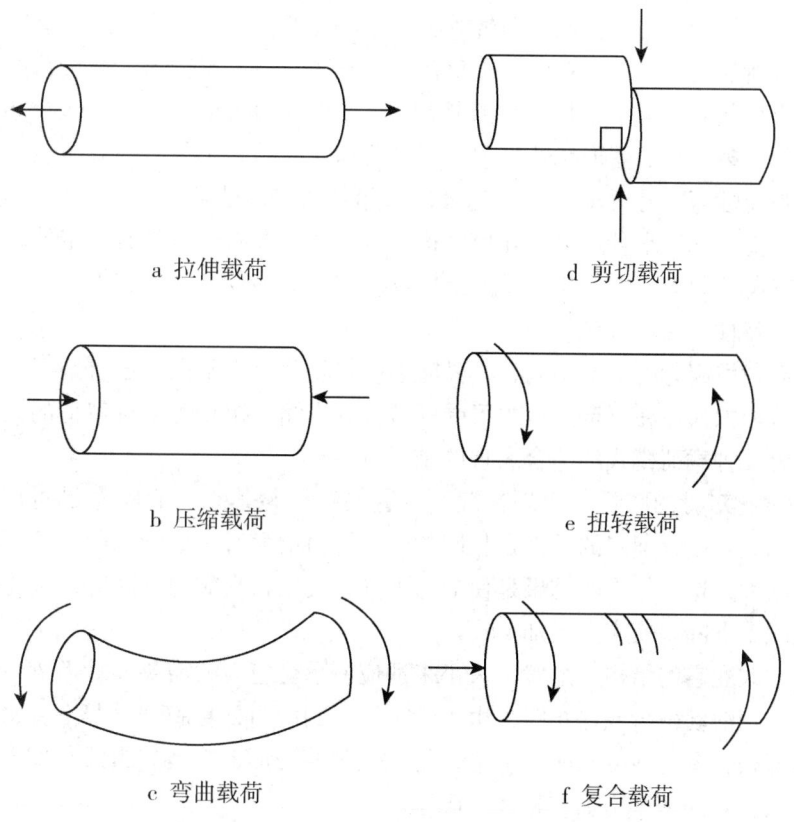

图2-1-1　骨的载荷模式

(1) 拉伸载荷:在骨的两端受到一对大小相等、方向相反沿轴线的力的作用。骨受力后,能够导致骨骼内部产生拉应力和应变,使骨伸长并同时变细。如在做双杠运动时,上肢骨被拉伸(图2-1-1a)。

(2) 压缩载荷:是施加于骨组织表面的两个沿轴线的大小相等、方向相对的载荷,在骨组织内部产生压应力和应变。如举重运动员举起杠铃后,上肢和下肢骨被压缩(图2-1-1b)。

(3) 弯曲载荷:是使骨沿其轴线发生弯曲形变的载荷。弯曲载荷应力的大小与距中性轴的距离成正比,距中性轴越远,应力越大。如当脊柱前屈时脊柱的弯曲则为弯曲载荷(图2-1-1c)。

(4) 剪切载荷:在骨的表面受到一对大小相等、方向相反且相距很近的力的作用。在骨内部也会产生剪切应力和应变。如胫骨平台骨折(图2-1-1d)。

(5) 扭转载荷:加在骨上并使其沿轴线发生扭转的载荷。扭转载荷应力的大小与距中性轴的距离成正比,距中性轴越远,应力越大。如做转身动作时,下肢骨受到的扭转作用(图2-1-1e)。

(6) 复合载荷：人体在运动时，由于骨的几何结构不规则，同时又受到多种不定的载荷，往往使骨处于两种或多种载荷的状态。如跌倒后发生的桡骨远端骨折，是剪切力、压缩力等多种力综合作用的结果（图2-1-1f）。

4. 骨的变形　骨的载荷模式不同，产生不同形式、不同程度的变形。一般可将其变形分为拉伸、压缩、剪切、弯曲和扭转等五种基本变形。

变形与骨所受的力有关。在中等量负荷时，负荷骨会出现变形，当负荷去除后，即可恢复骨的原有形状和几何学结构。如果骨超过了其所能承受的负荷，就会产生严重变形，并可能发生骨断裂。骨的变形和断裂取决于骨所承受力的大小、力的方向、力的作用点和组成骨的材料特性等。骨所承受的力越大，引起骨的变形就越严重，并易引起骨的断裂。大骨抵抗力的能力优于小骨。骨的几何结构对抵抗特殊方向的力具有一定的特殊性，对防止骨的变形和断裂起着一定作用。骨的组成物质与骨的强度、刚度有直接关系，决定了骨的变形和断裂特性。

不同的载荷引起骨的变形不同，其骨断裂的好发部位也不同。通常情况下，骨多承受多种载荷模式，如人体在行走过程中可受到拉伸、压缩、扭转等多种载荷的同时作用，多数骨折往往是几种载荷模式的综合表现的结果。

5. 应力变化对骨的影响　生理情况下，骨的结构与其承受的应力之间是平衡的，骨组织的成骨细胞和破骨细胞的活性是相同的。当应力增大时，成骨细胞活跃，引起骨质增生，承载面增大，这一作用的结果是使应力下降；反之，当应力下降时，破骨细胞再吸收加强，骨组织量下降，使应力增加。

骨能通过改变它的结构、形状、大小来适应所承受应力的需要。骨组织量与其承受的应力成正比。当活动减少或停止时，由于骨承受不到应力，骨膜和骨膜下骨吸收，钙、磷丢失，骨质疏松，骨的强度和刚度下降，易发生骨的变形、断裂。当活动增多时，骨所承受的应力增大，骨的密度增加、粗大、肥厚。

（三）骨骼肌的生物力学

1. 骨骼肌的基本力学特性

（1）伸展性和弹性：骨骼肌的重要力学特点是具有伸展性和弹性，使其能完成舒缩功能，带动肢体运动。骨骼肌的伸展性指在放松状态下，受外力作用其长度增加的能力。当外力去除后骨骼肌恢复原来长度的能力，称为骨骼肌的弹性。

（2）运动单位募集：运动单位募集是指不同的运动单位被激活，并引出特定方式和强度的肌肉收缩的一种过程。运动单位的募集遵守大小原则，即在肌肉用力收缩时，小而低阈值的运动单位较大而高阈值的运动单位先被募集，募集单位越多，肌力就越大。神经系统发出冲动越强、频率越高，募集的运动单位就越多。

（3）杠杆效率：肌肉收缩产生的实际力矩输出，受运动阶段杠杆效率的影响。肌肉、骨骼和关节的运动符合杠杆原理，以完成最合理的运动。杠杆包括支点（O）、重点（W）和力点（F）。支点与重点之间为重臂，支点和力点之间为力臂。

杠杆分为平衡杠杆、省力杠杆和速度杠杆（图2-1-2）。平衡杠杆的支点在力点和重点之间，主要是传动力和保持平衡（图2-1-2a）。省力杠杆的重点在力点和支点之间，力臂始终长于重臂，可用较小的力克服较大的阻力，有利于做功（图2-1-2b）。速度杠杆力点在重点和支点之间，重臂始终长于力臂，有利于使较轻物体移动并产生速度(图2-1-2c)。

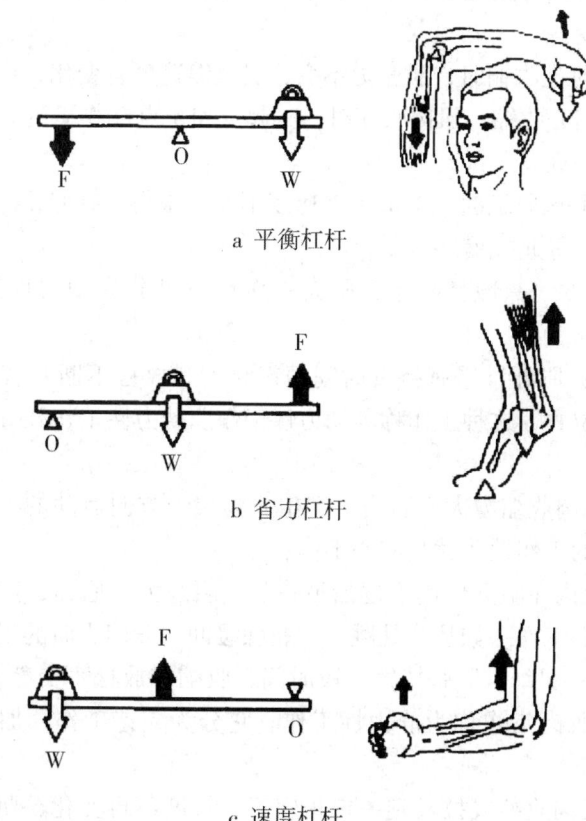

图 2-1-2 人体的杠杆类型

2. 肌肉的协作关系　人类的动作，是在数块或数群肌肉的协调工作下完成的。根据肌肉在运动中所起的作用，可分为原动肌、拮抗肌、固定肌及中和肌等。

(1) 原动肌：直接完成某动作的肌肉叫做原动肌。如肱肌、肱二头肌、肱桡肌和旋前圆肌4块肌肉是屈肘关节的原动肌。其中前两块在原动肌中起主要作用，因此叫主动肌；后两块起次要作用，叫次动肌。

(2) 拮抗肌：与原动肌功能相反的肌肉叫拮抗肌。如肱三头肌作用是伸肘，它是屈肘关节肌的拮抗肌。

(3) 固定肌：发挥原动肌对肢体运动的动力作用，需要将肌肉近端附着骨骼做固定，这种起固定作用的肌肉叫固定肌。如做屈肘持重动作时，肩关节周围的肌肉必须固定肱骨，才完成这一动作。

(4) 中和肌：限制或抵消原动肌发挥其他功能的肌肉叫做中和肌。有的原动肌具有数种功能，如斜方肌除了可使肩胛骨后缩外，还能使它上回旋。在进行扩胸运动时，只要求肩胛骨后缩，不要求上回旋。这时菱形肌和胸小肌参与工作，以抵消斜方肌上回旋的作用，使斜方肌充分发挥肩胛骨后缩的功能。

3. 肌肉收缩的分类

（1）等长收缩：肌肉收缩时，肌肉的长度不变，肌张力达最大值，不产生关节活动。等长收缩的收缩时间与肌力呈正比关系，收缩时间越长，力越大。等长收缩为静态活动，可保持关节的位置不变。

（2）等张收缩：肌肉收缩时，肌张力不变，肌收缩速度有变化，产生关节活动。等张收缩有两种形式：①向心收缩：肌肉收缩时，其起点和止点互相靠近。②离心收缩：肌肉收缩时，其起点和止点远离。

（3）等速运动：肌肉收缩时，关节运动速度不变，张力可有变化。等速收缩也可分离心性等速收缩和向心性等速收缩。

4. 肌肉的工作性质　一般情况下，肌肉工作性质可分为动力性工作和静力性工作两种。

（1）动力性工作：肌纤维紧张持续时间短，收缩和放松不断交替，经常改变拉力角度、方向及骨杠杆的位置，这种工作称为动力性工作。动力性工作又分为向心工作和离心工作两种。

1）向心工作：肌肉收缩力大于阻力，产生肌肉拉力方向运动的工作叫向心工作。如三角肌使肩关节外展的工作性质就是向心工作。

2）离心工作：肌肉在阻力作用下逐渐被拉长，阻力大于肌力，产生肌肉拉力相反方向运动的工作叫做离心工作。如从高处跳下，屈膝缓冲，股四头肌的工作就是离心工作。

（2）静力性工作：肌纤维紧张持续一段时间，收缩和放松不交替，使运动环节固定、维持一定身体姿势的肌肉工作称为静力性工作。它分为支持工作、加固工作和固定工作三种。

1）支持工作：肌肉收缩或拉长到一定程度后，长度不再变化，肌拉力矩与阻力矩相等，使运动保持一定姿势的工作叫做支持工作。如双杠直角支撑时，髋关节屈肌和腹肌就是做支持工作。

2）加固工作：肌肉保持一定的紧张度，防止关节在外力作用下断离的工作叫做加固工作。如拔河两队相持时，肘关节周围的肌肉是加固工作。

3）固定工作：肌肉收缩使相邻部分在关节处互相靠紧的工作叫做固定工作。如站立时，膝关节周围肌肉工作就是固定工作。

（四）韧带、肌腱的生物力学

韧带和肌腱均为致密结缔组织，不能产生主动运动，但可被动活动。韧带是白色带状的结缔组织，质坚韧，有弹性，能把骨骼连接在一起。肌腱是肌腹两端的索状或膜状组织，便于肌肉附着和固定，一块肌肉的肌腱分附在两块或两块以上的不同骨上。由于肌腱的牵引作用，使肌肉收缩，带动不同骨的运动。

1. 韧带的力学特性

（1）韧带的拉伸特性：韧带的胶原纤维排列是多方向的。开始被拉伸时，只是与拉伸方向一致的纤维被拉直。随着拉伸力的加大，与拉伸方向不一致的也被拉直。拉伸力与韧带的延长成正比，拉伸力越大，韧带越长，呈现越大的刚性，有利于稳定关节。

（2）蠕变：指纤维组织在应力牵拉下延长后，应力维持不变的情况下，组织还能缓慢延长的现象。蠕变的作用是引起韧带拉伸、肌肉缩短。韧带的蠕变，在等张收缩中可增加肌肉的工作能力。

（3）应力松弛：指组织受到持续牵拉，随着时间延长、组织的长度不变，而组织上的应力减小的现象。

2. 肌腱的力学特性　肌腱是由胶原纤维组成的，胶原纤维是沿着张力作用方向排列的，抗拉伸性强。一般情况下，肌腱的横截面积越大，所承受的负荷越大，肌腱的拉伸度和强度是肌肉的2倍。

肌腱的拉伸特性与受力的大小和力的作用时间有关。受力越大、作用时间越长，肌腱被牵拉越长。但由于肌腱的血液循环差，在慢性损伤时易发生变性，强度下降。

另外，肌腱的力学特性还受解剖部位、运动、年龄等影响。不同部位的肌腱所承受的应力不同，其拉伸强度也不一样。运动对肌腱的结构和力学特性有长期的正面效应，可增加胶原的合成，大直径胶原纤维增多，承受更大的张力。随着年龄增加，肌腱胶原纤维波浪弯曲度减少，强度增强。

第二节　人体发育学基础

一、概述

（一）概念

人体发育学（human developmental science）是研究人生的发育全过程的科学，包括发育成长各阶段人体的运动功能、认知功能、心理功能、社会功能、人格特征等。

人体发育学属于发育科学（development science）的分支领域。发育科学是研究物体伴随时间过程的发生、发展及其变化规律的科学。人体发育是个体内在的、固有的、潜在的功能随时间的变化而表现出其相应的特征，个体功能的显露和增进也可以通过学习而获得。

人体发育是身体、认识、情绪、社会等各种功能有机地统合并伴随着时间而变化的过程。其中包括成长和成熟两个过程。狭义上讲，成长是指体格的增大，体现了人体量的变化，而质的变化则为发育。但是发育的过程是无法直接观察到的，所能观察到的只是成长的过程。因此，广义的发育是指包含成长在内的到达成熟的过程，是量变和质变的过程。成熟有生物学意义上的成熟和心理学上的成熟两层含义。前者是指生命体的结构和功能，在成长的过程中达到完全的发育状态；后者是指内在自我调节机制的完成和完善状态。自我调节机制决定了个体发育方向、发育顺序、显露时期等一系列过程的完成状态。发育成熟受遗传基因和发育环境的影响。

（二）人体发育学的研究范围

人体发育学的研究范围较广，涵盖了生物、心理、社会各个方面因素，包括运动功能、认知功能、言语功能、心理功能、社会功能等的变化规律及其相关因素。人体发育学的研究范围的特点是：①时间跨度大：涉及到生命过程中的各个阶段。②内容丰富：包括生理功能、心理功能、社会功能等。③交叉学科多：包括生理学、心理学、社会学及其他人文科学等。

1. 运动功能的发育　运动功能的发育是人体运动系统结构及其功能，伴随年龄增加不断完善的过程。是按照一定程序，不断分化、复杂化、多样化的过程。运动功能的发育受遗传因素、性别、身高、性格等因素的影响。

2. 心理功能的发育　心理是生物对客观物质世界的主观反应，心理现象包括心理过程和人格。人的心理活动有一个发生、发展、消失的过程。人们在活动的时候，通常各种感官认识外部世界事物，通过头脑的活动思考着事物的因果关系，并伴随着喜、怒、哀、乐等情感体验，折射出一系列心理过程。心理功能的发育从儿童期开始，到成年期达到稳定，进入老年期后逐渐衰退。

3. 认知功能的发育　认知是人们认识外界事物，获得知识或应用知识或信息加工的过程。包括感觉、知觉、记忆、想象、思维和语言等活动。人脑接受外界输入的信息，经过头脑的加工处理，转换成内在的心理活动，再进而支配人的行为，这个过程就是认知过程。

人们对认知发育的理解有所不同。J. Piaget 认为思想来源于行动，提出认知行为既是对环境的生物适应，又是企图使环境及客体与心理活动之间达到和谐的表现。在适应方面，通过吸收和调节两种形式实现。当从环境中接受愈来愈多的刺激物之后，就在脑中形成一系列的认知结构，以后认识新事物或解决新问题时，即用原有的图式给予对照，如旧图式可用于认识解决新事物即为吸收，若不能解决，则需要改变旧图式，形成新图式以便适应新情况，此过程称为调节。

J. Piaget 的认知发育理论指出，认知发育分感觉运动期、前操作期、具体操作期和形式操作期四个阶段。由于各种发展因素的相互作用，儿童思维发展是具有阶段性的；各阶段都有它独特的结构，标志着一定阶段的年龄特征；各阶段的出现，从低到高是有一定次序的，不能逾越，也不能互换；前一阶段为后一阶段作准备，后一阶段和前一阶段相比，有质的差异；两个相邻阶段之间不是截然划分的，而是有一定的交叉的；由于各种因素，如环境、教育、文化及主体的动机等的差异，阶段可以提前或推迟，但阶段的先后次序不变。

4. 言语功能的发育　言语是一种社会现象，是人类通过高级结构化的声音组合，或者通过书定符号、手势等构成的一种符号系统，同时又是运用这种符号系统来交流思想的行为。言语功能的发育是一个不断发展的过程。婴幼儿言语的发育，是人体整个发育过程中最重要的内容之一。儿童言语的发育是对母语的理解和表达能力的发育，即主要指儿童对母语口语中听话和说话能力的发展。

5. 社会功能的发育　主要指社会知觉、人际吸引、人际沟通、人际相互作用等。社会功能发育受内、外环境因素的影响。内部环境指人的本身，包括人的躯体状况、性格、素质、修养等，外部环境包括社会政治、经济、文化及自然环境等。在上述两方面作用下，随着年龄增长完成了社会发育过程。

（三）人体发育学与康复医学的关系

康复医学以人体发育学作为基础学科之一，开展了大量的基础和临床研究，发展了许多治疗技术和方法。以人体发育学和人体生理学理论为基础，利用特殊的运动模式、反射活动、本体和皮肤刺激以抑制异常的运动，促进正常的运动，或顺应中枢神经损伤后运动功能恢复的规律，促进感觉和运动功能的恢复等，建立了 Bobath 技术、Brunnstrom 技术、Rood 技术、本体感觉神经肌肉促进法等。

其中，Rood 技术着重强调利用个体运动发育顺序促进运动的控制能力。Rood 认为，按个体发育的规律来说，从整体上考虑是仰卧位屈曲—转体—俯卧位伸展—颈肌协同收缩—俯卧位屈肘—手膝位支撑—站立—行走这样一个顺序；从局部考虑，运动控制能力的发育一般是先屈曲、后伸展，先内收、后外展，先尺侧偏斜、后桡侧偏斜，最后是旋转。在远近端孰先孰后的问题上，应先为肢体近端固定、远端活动→远端固定、近端活动→近端固定、远端活动这样的顺序治疗、训练。也就是说，人体发育学可以帮助我们建立、理解、掌握康复治疗技术，提高康复治疗技术。同时，康复医学的理论、技术的发展也丰富了人体发育学的研究内容，形成人体发育科学的新观点，促进了人体发育学的发展。

二、人体发育的基本规律

（一）人体生长发育是由量变到质变的过程

人从出生到成年经历了由小到大，由矮到高，由轻到重的发育过程。这是一个由量变到质变亦即由生长到发育的过程。人体细胞的繁殖增多，各组织、器官不断增长，这个量变的过程，叫做生长。而人体内各组织、器官的细胞不断分化，形态、功能逐渐成熟和完善，这个质变过程，称为发育。生长是发育的前提，发育包括生长，二者相互依存、相互促进，有着密切的关系。

（二）人体生长发育是同化和异化作用的结果

人体的生长和发育是通过新陈代谢实现的，新陈代谢是同化作用和异化作用的结果。同化作用使体内积累物质和能量，而异化作用则消耗体内的物质和能量。当同化作用占优势时，身体各组织器官不断生长、发育；同化和异化作用趋于平衡状态时，即进入成熟阶段；当异化作用占优势时，人体各器官功能逐渐下降，开始衰老。

（三）生长发育的程序性和阶段性

生长发育是按照一定程序分阶段进行的，各阶段之间按顺序衔接，前一阶段的发育为后一阶段奠定必要基础。任何阶段的发育受到障碍，都将对后一阶段产生不利，影响整个生长发育过程。但生长发育过程中的各个阶段不是间断的，而是连续的，具有时间顺序性与统一协调性的特点。

人体各器官、系统的发育顺序遵循一定规律。出生后运动发育的规律是：先抬头、后抬胸，再会坐、立、行（从上到下）；从臂到手，从腿到脚的活动（由近到远）；从全掌抓握到手指拾取（由粗到细）；先画直线后画圈、图形（由简单到复杂）；先会看、听、感觉事物，认识事物，发展到有记忆、思维、分析、判断（由低级到高级）。神经系统发育较早，脑在生后 2 年内发育较快；淋巴系统在儿童期迅速生长，于青春期前达到高峰，以后逐渐下降。

（四）人体生长发育的不均衡性

人体在生长发育过程中，身体形态、功能和运动素质的发展速度是不均衡的，时而快时而慢，呈波浪式地增长，是一个既有阶段性变化，也有连续性递增的相互作用的过程。

实践证明，在人的一生中有两个阶段是人体生长发育的高峰期，第一次是从胎儿4个月至出生后1年；第二次发生在青春发育期，女孩比男孩早1～2年出现。

（五）人体生长发育不同阶段的特点

1. 儿童少年时期

（1）骨：骨增长较快，软骨成分较多，骨组织内水分和有机物多，无机盐（磷酸钙、碳酸钙）多，骨密质较差，使骨骼具有弹性，但坚固性能差。

（2）肌肉：肌肉主要是长度增长，肌纤维细长，肌内水分较多，蛋白质和无机盐减少，收缩功能弱，肌肉的力量和耐力较差，易疲劳。

（3）心肺功能：心脏收缩力弱、心脏输出量少、心率快、收缩压低。胸廓狭小，呼吸肌较弱，呼吸较浅，频率较快，肺活量小，肺通气量的绝对值较小。

（4）大脑功能：大脑皮质神经过程的兴奋和抑制过程不均衡，兴奋占优势，易扩散，注意力不集中，易疲劳，但恢复快。

这一时期身体形态发育有性别的差异。9～10岁后女孩的各项发育指标高于男孩。14～16岁时，男孩各项指标超过女孩。

2. 青年时期

（1）骨：骨骼系统生长迅速，身高增长明显。到青春期后期，身高体重逐渐趋向稳定，这时身体形态发展平衡，显示出一种外在的美。

（2）肌肉：肌纤维增粗，肌肉的体积增大，肌肉的力量增强。

（3）心肺功能：心肺功能日趋成熟，心肌纤维增粗，收缩力增强，心容积和心输出量都增加，呼吸肌的力量增强，呼吸深度加大，呼吸的频率逐渐减少，而肺活量增大。

（4）内分泌：各种腺体生长迅速，促进机体新陈代谢和生长发育，性功能成熟和第二性征出现。

（5）大脑功能：大脑发育趋于完善，脑的重量已接近成年人，大脑皮质细胞活动的数量增加，记忆力、理解力、思维力、想象力有较大提高。

3. 中年时期　在生理上已达到成熟阶段，心理上也趋于稳定，是人体生命中由盛转衰的过渡期。

（1）骨：骨密质降低，脆性增加，骨质增生和骨关节病等容易发生。

（2）肌肉：肌肉的力量逐渐减弱，心肌和骨骼肌的功能开始减退。

（3）心肺功能：主动脉内膜增厚，使动脉血管弹性降低，易发生高血压和体位性低血压。肺活量和最大通气量开始下降，动脉血氧含量下降。

（4）内分泌：代谢功能在中年期开始减弱，基础代谢下降，热量的需要减少。

（5）大脑功能：脑组织的水分、蛋白质、脂肪、核糖核酸的含量逐渐下降，神经细胞的数目减少，脑组织萎缩，重量减轻。神经活动比较稳定，对情绪性刺激不像青年人那样激烈，能在不同的环境条件下保持稳定的工作效率。记忆力有轻度减退，但思维能力、抽象思维、创造思维能力较强。

4. 老年时期

（1）骨：骨的无机物含量高，骨的弹性、韧性差，骨质疏松。

（2）肌肉：肌肉和韧带的弹性变差，体能减弱。

（3）心肺功能：心脏功能逐渐减弱，呼吸肌、膈肌和韧带萎缩，肺和气管弹性下降，呼吸功能降低，肺活量下降。

（4）大脑功能：脑组织功能减退，听觉、视觉、触觉的敏锐性都下降，向中枢神经系统传导的信息减少，导致脑功能降低。

三、影响生长发育的因素

（一）遗传因素

基因是决定遗传的物质基础。遗传因素决定生长发育的全部过程。个体生长发育的特征、潜力、趋向、限度等都受父母双方遗传因素的影响。种族和家族的遗传信息对皮肤、头发的颜色、面部特征、身材高矮、性成熟的迟早等生长发育有显著影响。

（二）环境因素

1. 营养　合理和充足的营养是生长发育的物质基础，是健康发育的保障。人的形态、生理、心理等发育都与营养状况有更为密切的关系，而营养的供给必须与发育过程的变化相适应，以保证健康地生长发育。

2. 生活环境　空气新鲜、阳光充足、水源清洁等良好的生活环境能促进生长发育。各项发育指标寒冷地区较热带地区大。春季身高增长最快，秋季体重增加最快。

3. 运动　运动是促进生长发育和增强体质的重要手段。在合理的营养条件下，系统的、适宜的运动能增强新陈代谢，对身体的生长发育具有明显的促进作用。

4. 疾病　疾病对生长发育有明显的不利影响。急性疾病可使体重减轻，慢性疾病妨碍体重和身高的增长，内分泌疾病影响骨骼和神经系统发育。

四、异常发育

通常情况下，生长发育是按上述正常规律完成的。当生长发育不按正常规律进行时，就可出现结构、功能发育的异常。异常发育的出现有几种可能：①出生前病因，出生时已形成了发育异常，如各种先天性畸形。②出生前病因，出生后难以及早发现的发育异常，如脑性瘫痪、染色体异常性疾病等。③围产期相关的发育异常，如臂丛神经损伤、脑性瘫痪等。④后天因素导致的发育异常，如各种感染、环境污染导致的发育异常。常见的发育异常有以下几种。

（一）运动功能障碍

运动功能障碍可由先天和/或后天因素造成运动系统、神经系统损伤所致。先天性运动障碍指出生前因素导致运动功能障碍，如先天性神经系统疾病、先天性肢体缺失、先天性脊柱裂等；后天性运动功能障碍指出生后异常因素导致的运动功能障碍，如外伤所致的神经系统损伤、疾病造成的骨关节损伤等。

脑性瘫痪是较常见的小儿运动功能障碍，是自受孕开始至婴儿期非进行性脑损伤和发育缺陷所致的综合征，主要表现为运动障碍及姿势异常。常合并智力障碍、癫痫、感知觉障碍、交流障碍、行为异常等。

（二）言语和语言发育障碍

言语和语言发育障碍是指在发育早期就有正常语言获得方式的紊乱，表现为发音、语言理解或语言表达能力发育的延迟和异常。这种异常影响学习、职业和社交功能。

言语和语言发育障碍发生于儿童发育早期，患儿在某些非常熟悉的场合虽能较好地交流或理解，但不论在何种场合，都表现语言能力有损害。

语言发育障碍指各种原因引起的理解、表达和交流过程出现障碍，主要包括表达性语言障碍、感受性语言障碍和伴发癫痫的获得性失语等。而言语发育障碍指口头言语中发育及言语节律性障碍，主要包括特定言语构音障碍及言语流利障碍（口吃）等。

（三）学习障碍

学习障碍是指从发育的早期阶段起，儿童获得学习技能的正常方式受损。这种损害不是单纯缺乏学习机会的结果，不是智力发展迟缓的结果，也不是后天的脑外伤或疾病的结果。这种障碍来源于认识处理过程的异常，由一组障碍所构成，表现在阅读、拼写、计算和运动功能方面有特殊和明显的损害。

（四）行为障碍

行为障碍是各种心理过程障碍的结果，可由各种原因造成。按其表现分为精神运动性抑制与精神运动性兴奋两种类型。精神运动性抑制指动作和行为的大量减少，精神运动性兴奋指动作和行为的大量增多。

行为障碍可见于各种疾病，可为功能性或器质性。许多行为障碍无特异性，有的疾病患者为了减轻痛苦而采取一定的强迫体位。行为障碍与思维、言语、情感障碍有紧密联系，且对患者的健康、安全及周围环境、社会秩序有影响。

（五）精神发育迟缓

精神发育迟缓（mental retardation）是指个体在发育成熟前（通常指18岁以前），由于精神发育迟滞、智力发育障碍或受阻而导致的智力功能明显低于同龄水平，同时伴有社会适应困难为主要特征的一种综合征。表现为认知、语言、情感意志和社会化等方面，在成熟和功能水平上显著落后于同龄儿童，智商（IQ）低于人群均值2.0标准差，可以同时伴有某种精神或躯体疾病，或由后者所继发。

（六）孤独症

孤独症（Autism）是发生在婴儿时期的一种特殊的精神障碍，又称自闭症。孤独症是遗传基因、脑部疾病或创伤及其他生理原因造成的。其临床表现为：极为孤独，不愿与人接触。患者成长过程中少言寡语、言语交往能力差、固执任性、墨守成规、反对做任何改变，对玩具等某些物体过分依恋、不能分离，情绪不稳、对刺激反应过度或不足。

五、发育评定

发育评定包括的内容很多，主要有体格发育评定、运动发育评定、神经心理发育评定等。发育评定的目的是判断有无发育障碍、发育障碍的程度、寻找康复问题点、制定康复目标和康复治疗方案、评估治疗效果和预后等，是发育障碍康复治疗流程中的重要环节。

发育评定的原则：明确评定目的，选择标准化、简洁、适用的评定方法。

（一）体格发育评定

体格发育可通过体格测量指标进行评定，体格测量指标包括纵向指标、横向指标、重量测量指标等。

1. **纵向测量指标** 测量指标有身高、坐高、上肢长、下肢长、手长、足长等。纵向指标主要与骨的生长有关，可以反映环境、疾病、营养等因素对骨生长的影响。

身高的计算方法是：出生时50cm左右，0～6个月身长/身高（cm）=出生身长+月龄×2.5，7～12个月（cm）=前半年身长+（月龄-6）×1.2，出生后第二年（cm）=第一年身长+（月龄-12）×0.8，2岁后（cm）=85+（年龄-2）×7。

2. **横向测量指标** 横向测量指标包括围度测量指标和径长测量指标。围度测量指标有头围、胸围、腹围、上臂围、大腿围、小腿围等，反映骨骼发育、皮下脂肪和某些脏器发育情况。径长测量指标有头前后径、头左右径、胸前后径、胸左右径、肩围、骨盆围等，反映相应器官的骨骼发育情况，如骨盆围反映骨盆的发育情况。

头围：出生时约34cm，出生后第一年约46cm，出生后第二年约48cm，5岁约50cm，10岁约52cm，10岁以后54～58cm。

3. **重量测量指标** 测量体重，反映身体各部分、各组织重量的总和。体重的变化与发育正常与否有关系。

体重的计算方法：出生时男3.3±0.4kg，女3.2±0.4kg；出生后1～6个月体重（kg）=出生时体重+月龄×0.8；7～12个月体重（kg）=出生时体重+6×0.8+（月龄-6）×0.35；1岁后体重（kg）=8+年龄×2。

（二）运动发育评定

运动发育包括粗大运动发育和精细运动发育，是一个连续的过程。粗大运动指抬头、坐、翻身、爬、站、走等运动，精细运动主要指手的运动。粗大运动先发育，精细运动后发育，两者相互交融，共同促进，共同发展。在运动发育的过程中，原始反射的发育、存在和消失是自主发育的基础，而直立反射和平衡反应的发育是建立和保持姿势的基础。运动发育虽然是逐渐进行的，但在某一阶段会有质的变化，叫做关键龄。运动发育的顺序是头、颈、躯干的发育早于上肢，上肢早于下肢，但发育速度有个体差异。

运动发育的评定，可根据运动发育的规律、顺序、肌力、肌张力、关节活动度、反射发育、运动类型等特点，采用标准化的评定量表进行综合判断。常用的评定量表有Peabody运动发育量表（Peabody developmental motor scales，PDMS）、上肢技能测试量表（the Quality of Upper Extremity Skills Test，QUEST）、粗大运动功能评定量表（Gross Motor Function Classification System，GMFCS）等。

Peabody运动发育量表采用了将运动功能从低级到高级的分类方式，共有6个亚测验组成，包括反射、姿势、移动、实物操作、抓握和视觉-运动整合等249项，配有运动发育干预训练方案，适用于运动发育迟缓、脑性瘫痪、运动康复的效果评定。

QUEST用于评定精细运动（详见本套教材《人体发育学》）。

GMFCS在对脑瘫儿童粗大运动功能测量研究的基础上，制定了粗大运动功能分级系统。1级：无限制地行走，在更高级的粗大运动技巧上受限。2级：不用辅助移动设备可行走，在户外和在社区行走受限。3级：应用辅助移动设备行走，在户外和在社区行走受限。4级：自我移动受限，在户外和在社区需要被别人转运或应用动力设备移动。5级：即使是应用辅助技术，自我移动严重受限。

（三）神经心理发育评定

神经心理发育评定是对儿童感知、运动、语言和心理等过程中的各种能力进行测试。

该项评定应在专业机构由专业人员采用专业标准进行。

1. 能力评定

（1）筛查性评定

1）丹佛发育筛查法（Denver Developmental Screening Test，DDST）：用于6岁以下儿童的发育筛查。该评定共103个项目，分为个人社会、细运动与适应性行为、语言和大运动四个能区。结果为正常、异常、可疑或不可测。对异常或可疑者应进一步作诊断性评定。

2）绘人测试：适用于5~9.5岁儿童。要求被测儿童依据自己的想象绘一全身正面人像，以身体部位、各部比例和表达方式的合理性计分。绘人法测试结果与其他智能测试的相关系数在0.5以上，与推理、空间概念、感知能力的相关性更显著。该方法可进行个别测试，也可进行集体测试。

3）图片词汇测试（Peabody Picture Vocabulary Test，PPVT）：该方法适用于4~9岁儿童的一般智能筛查。测试内容有听、视觉、知识、推理、综合分析、语言词汇、注意力、记忆力等。使用的工具是120张图片，每张有黑白线条画四幅，测试者说一个词汇，要求被测试者指出其中相应的一幅画。该方法简单，可个别测试，也可进行集体测试，特别适用于语言或运动障碍者。

（2）诊断性评定

1）Gesell发育量表（Gesell Development Schedules，GDS）：该量表适用于4周~3岁的婴幼儿，从粗大运动、精细动作、个人-社会、语言和适应性行为五个方面评定，结果用发育商（DQ）表示。

2）Bayley婴儿发育量表（Bayley Scales of Infant Development，BSID）：适用于2~30个月婴幼儿，包括精神发育量表、运动量表和婴儿行为记录。

3）Standford-Binet智力量表（Standford-Binet Intelligence Scale，BSIS）：该量表适用于2~18岁儿童。内容包括幼儿的具体智能（感知、认知、记忆）和年长儿的抽象智能（思维、逻辑、数量、词汇），用于评定学习能力及对智能发育迟缓者进行诊断和程度分类，其结果用智商（IQ）表示。

4）Wechsler学前儿童智力量表（Wechsler Preschool and Primary Scale of Intelligence，WPPSI）：该量表适用于4~6.5岁儿童。通过编制一整套不同测试题，分别评定不同性质的能力，综合各项评定结果，较客观地反映受试者的智力水平。

5）Wechsler儿童智能量表修订版（Wechsler Intelligence Scale for Children-Revised，WISC-R）：适用于6~16岁儿童，评定内容和方法同WPPSI。

2. 适应性行为评定　用于适应性行为评定的量表较多，有筛查用的、诊断用的、判断程度用的等，可根据使用者、使用目的等不同而进行选择。较常用的是日本婴儿-初中学生社会生活能力量表，该量表适用于6个月~15岁儿童社会生活能力的评定。

第三节　神经学基础

一、神经系统的构成

(一) 神经系统的区分

神经系统是机体内起主导作用的系统，分为中枢神经系统和周围神经系统两大部分。中枢神经通过周围神经与人体其他各个器官、系统发生极其广泛复杂的联系。神经系统在维持机体内环境稳态，保持机体完整统一性及其与外环境的协调平衡中起着主导作用。

1. 中枢神经系统　中枢神经系统包括脑和脊髓，位于人体的中轴位。

脑分为端脑、间脑、小脑和脑干四部分，中脑、脑桥和延髓合称为脑干。端脑分为左右两个半球，分别管理人体不同的部位，每个半球表层为灰质，是人类各种功能活动的高级中枢。脑的内腔称为腔室，内含脑脊液。

脊髓呈前后扁的圆柱体，位于椎管内，上端在平齐枕骨大孔处与延髓相续，下端终于第1腰椎下缘水平。脊髓前、后面的两侧发出许多条细的神经纤维束，形成脊神经的前根和后根。前、后根在椎间孔处合并形成脊神经。脊髓分为31个节段，即颈髓8节，胸髓12节，腰髓5节，尾髓1节。

2. 周围神经系统　包括脑神经、脊神经和自主神经。

脑神经共有12对，主要支配头面部器官的感觉和运动。12对脑神经分别为：Ⅰ嗅神经、Ⅱ视神经、Ⅲ动眼神经、Ⅳ滑车神经、Ⅴ三叉神经、Ⅵ展神经、Ⅶ面神经、Ⅷ前庭蜗神经、Ⅸ舌咽神经、Ⅹ迷走神经、Ⅺ副神经及Ⅻ舌下神经。其中Ⅰ、Ⅱ、Ⅷ为感觉性神经，Ⅲ、Ⅳ、Ⅵ、Ⅺ、Ⅻ主要为运动性神经，Ⅴ、Ⅶ、Ⅸ、Ⅹ为混合性神经。

脊神经共有31对，其中包括颈神经8对，胸神经12对，腰神经5对，骶神经5对，尾神经1对。

自主神经主要分布于内脏、血管和腺体。自主神经分为交感神经和副交感神经两类，两者之间相互拮抗又相互协调，适应内外环境的需要。

周围神经中，将来自外界或体内的各种刺激转变为神经信号向中枢内传递的纤维称为传入神经或感觉神经，向周围的靶组织传递中枢冲动的神经纤维称为传出神经或运动神经。

(二) 神经系统的组成

神经系统主要由神经组织构成，神经组织包括神经细胞和神经胶质。

1. 神经细胞　神经细胞是一种高度特化的细胞，是神经系统的基本结构和功能单位，它具有感受刺激和传导兴奋的功能。

神经细胞由胞体和突起两部分构成。胞体的中央有细胞核，核的周围为细胞质，胞质内除有一般细胞所具有的细胞器如线粒体、内质网等外，还含有特有的神经原纤维及尼氏体。神经元的突起分为轴突和树突。轴突长短不一，传出胞体发生的冲动；树突较短、分支多，接受冲动传至细胞体。

2. 神经胶质　神经胶质数目是神经细胞的 10～50 倍，突起无轴突、树突之分，胞体较小，胞浆中无神经原纤维和尼氏体。

（三）神经系统的活动方式

神经系统的功能活动十分复杂，但基本活动方式是反射。所谓反射是神经系统对内、外环境的刺激所做出的反应。反射活动的形态基础是反射弧。一般的反射弧在感觉与运动神经元之间存有不同数目的联络神经元。反射弧由五个部分组成，即感受器→传入神经→反射中枢→传出神经→效应器。反射弧必须完整，缺一不可，任一环节发生障碍，反射活动即减弱或消失。

二、神经系统的主要功能

神经系统调节和控制其他各系统的功能活动，使机体成为一个完整的统一体。神经系统通过调整机体功能活动，使机体适应不断变化的外界环境，维持机体与外界环境的平衡。

（一）神经细胞的功能

神经细胞的主要功能是接受刺激和传递信息。部分神经细胞除接受传入信息外，还分泌激素，将神经信号转变为体液信号。

（二）神经纤维的功能

神经纤维的主要功能是传导兴奋。在神经纤维上传导着的兴奋或动作电位称为神经冲动。神经纤维传导兴奋的速度与神经纤维直径成正比。有髓纤维的兴奋以跳跃式传导，比无髓纤维传导快。在一定范围内，有髓纤维的髓鞘越厚，传导速度越快，温度越高传导速度加快。神经纤维只有在其结构和功能都完整时才能传导兴奋，一根神经干内含有许多条神经纤维，但每条纤维传导兴奋一般互不干扰，表现为传导的绝缘性。刺激神经纤维上任何一点，只要达到刺激阈值便可引起兴奋，兴奋可沿纤维同时双向传导，神经纤维的兴奋具有相对不疲劳性。

（三）神经胶质细胞的功能

1. 支持作用　星形胶质细胞以其长突起在脑和脊髓内交织成网，构成支持神经元的支架。

2. 修复和再生作用　当神经元变性时，小胶质细胞能够转变为巨噬细胞，清除变性的神经组织碎片，再由星形胶质细胞的增生来填充缺损，从而起到修复和再生的作用。

3. 免疫应答作用　星形胶质细胞可作为中枢的抗原呈递细胞，将外来抗原呈递给 T 淋巴细胞。

4. 物质代谢和营养作用　星形胶质细胞的血管周足终止于毛细血管壁上，其余突起贴附于神经元的胞体与树突上，可对神经元起到运输营养物质和排出代谢产物的作用。此外，星形胶质细胞还能产生神经营养性因子，来维持神经元的生长、发育和生存，并保持其功能的完整性。

5. 绝缘和屏蔽作用　少突胶质细胞可构成神经纤维的髓鞘，防止神经冲动传导时的电流扩散，起一定的绝缘作用。星形神经胶质细胞的血管周足是构成血-脑屏障的重要组成部分。

6. 稳定细胞外的 K^+ 浓度 星形胶质细胞通过钠泵的泵 K^+ 活动，维持细胞外合适的 K^+ 浓度，有助于神经元活动的正常进行。

7. 参与某些递质及生物活性物质的代谢 摄取和分泌神经递质，有助于维持合适的神经递质浓度。

（四）神经的营养性作用

神经末梢经常释放一些营养性因子，持续地调整被支配组织的代谢活动，影响其结构、生化和生理等变化。

（五）神经系统的感觉功能

神经系统具有感受各种刺激的功能。各种感觉经过不同的传导通路传入大脑皮质，执行各自的功能。

1. 躯体感觉 躯体感觉包括浅感觉和深感觉。浅感觉有触－压觉、温度觉和痛觉，深感觉有位置觉和运动觉。

浅感觉传导路径中，脊髓丘脑侧束传导痛温觉，脊髓丘脑前束传导触－压觉。深感觉经过脊髓后索传至内侧丘系。丘脑是除嗅觉以外的各种感觉传入通路的重要中继站，并能对感觉传入进行初步的分析综合，投射至大脑皮质。大脑皮质有相应的感觉代表区，对传入的信息进行分析、加工、处理，形成指令，控制全身的活动。

2. 内脏感觉 内脏感觉的传入纤维走行于自主神经干内，包括交感神经和副交感神经，沿脊髓丘脑束和感觉投射系统到达大脑皮质。皮质代表区混杂于体表感觉代表区、运动辅助区及边缘系统皮质等。

3. 特殊感觉

（1）视觉：来自双眼鼻侧视网膜的视神经纤维交叉而形成视交叉，颞侧的传入纤维不交叉，投射到枕叶皮质的距状裂上、下缘。

视网膜神经节细胞轴突和外侧膝状体以及视皮质之间具有点对点的投射关系，不同视皮质细胞可产生不同性质的视觉。

（2）听觉：听神经传入纤维→脑干的耳蜗神经核换元→对侧上橄榄核（小部分不交叉）→外侧丘系→内侧膝状体→听放射→颞上回、颞横回。低音调组分分布于听皮质的前外侧，高音调组分分布在后内侧。

（3）平衡感觉：人体的平衡感觉主要与头部的空间方位有关。这取决于四种传入信息：①前庭感受器的传入信息。②视觉的提示。③关节囊本体感受器的传入冲动。④皮肤的外感受器的传入冲动。

（4）嗅觉和味觉：嗅觉皮质在边缘叶的前底部，两侧嗅皮质不对称；味觉皮质在中央后回底部。

（六）神经系统对姿势和运动的调节

1. 运动传出

（1）脊髓和脑干的运动神经元：脊髓前角存在 α、γ 和 β 运动神经元，脑干的脑神经核有脑运动神经元。

α 运动神经元和脑运动神经元接受来自四肢、头面部皮肤、肌肉和关节等处的外周传入信息，也接受从脑干到大脑皮质各级高位中枢的下传信息，产生一定的反射传出冲动，支配骨骼肌运动。这些冲动可引发随意运动，调节姿势，为运动提供合适而又稳定的基础，协调肌群间的活动，使运动得以平稳和精确地进行。

γ运动神经元支配梭内肌，调节肌梭对牵张刺激的敏感性。其兴奋性较高，常持续高频放电。

β运动神经元对梭内肌、梭外肌都有支配。

（2）运动单位：一个脊髓α运动神经元或脑干运动神经元及其所支配的全部肌纤维所构成的一个功能单位，称为运动单位。小运动单位利于做精细运动，大运动单位利于产生巨大的肌张力。不同运动单位的肌纤维是交叉分布的，有利于产生均匀的肌张力。

2. 姿势的中枢调节

（1）脊髓的调节功能：中枢神经系统通过调节骨骼肌的紧张度或产生相应的运动，以保持或改正身体在空间的姿势，这种反射活动称为姿势反射（postural reflex）。在脊髓水平完成的姿势反射有对侧伸肌反射、牵张反射、节间反射等。

1）对侧伸肌反射：人的肢体的皮肤受到伤害性刺激时，受刺激一侧的肢体伸肌弛缓、屈肌收缩，肢体屈曲，称为屈肌反射。屈肌反射具有保护性意义，但不属于姿势反射。当肢体皮肤受到较强的伤害性刺激时，在同侧肢体屈曲的同时，对侧肢体出现伸直的反射活动，称为对侧伸肌反射。对侧伸肌反射可支持体重、保持身体平衡。

2）牵张反射（stretch reflex）：是指骨骼肌受到外力牵拉时引起受牵拉的同一肌肉收缩的反射活动。牵张反射分腱反射和肌紧张（表2-3-1）。牵张反射是最简单的姿势反射，肌紧张是维持站立姿势最基本的反射，是姿势反射的基础。

表2-3-1 牵张反射的类型

	腱反射	肌紧张
定义	快速牵拉肌腱时发生的牵张反射	缓慢持续牵拉肌腱时发生的牵张反射
突触接替	单突触反射	多突触反射
特点	同步收缩，有明显动作	交替收缩，无明显动作
反应	迅速	持久缓慢

牵张反射的过程：牵拉肌肉→肌梭内螺旋形末梢变形→Ⅰa类纤维传入冲动增加→支配同一肌肉的α运动神经元兴奋→α纤维传出→梭外肌收缩。γ运动神经元兴奋不能引起整块肌肉缩短，但可使梭内肌收缩以增加肌梭的敏感性，并引起Ⅰa类传入纤维放电，导致肌肉收缩。

3）节间反射：是指脊髓一个阶段神经元发出的轴突与邻近阶段的神经元发生联系，通过上下节段之间神经元的协同活动所进行的一种反射活动，如搔爬反射。

（2）脑干对姿势和肌紧张的调节

1）脑干对姿势的调节：由脑干整合而完成的姿势反射有状态反射、翻正反射、直线和旋转加速度反射等。

其中，状态反射包括迷路紧张反射和颈紧张反射。状态反射是指头部在空间的位置发生改变以及头部与躯干的相对位置改变时，反射性地改变躯体肌肉的紧张状况。迷路紧张反射指内耳迷路的椭圆囊和球囊的传入冲动对躯体伸肌紧张性的调节反射，反射中枢是前庭核。颈紧张反射是颈部扭曲时颈部脊椎关节韧带和肌肉本体感受器的传入冲动引起的四肢肌肉紧张性反射，反射中枢在颈部脊髓。表现为当头向一侧扭转时，下颏所指一侧的伸肌紧张性加强；头后仰时，则上肢伸肌紧张性加强，下肢伸肌紧张性降低；头前俯时，上肢屈肌紧张性加强，下肢屈肌紧张性降低。

2）脑干对肌紧张的调节：脑干对肌紧张的抑制区位于延髓网状结构腹内侧部分，功能是抑制肌紧张和肌运动。脑干对肌紧张的易化区位于延髓网状结构背外侧、脑桥被盖、中脑中央灰质及被盖、丘脑和丘脑中线核群等，功能是加强肌紧张和肌运动。抑制区和易化区是通过调节脊髓α、γ运动神经元的活动，实现对肌紧张的调节。在肌紧张平衡调节中，易化区略占优势。

脑干外调节肌紧张的抑制区包括大脑皮质运动区、纹状体和小脑前叶蚓部等，易化区包括小脑前叶两侧部和前庭核等。这些区域的功能可能是通过脑干网状结构内的抑制区和易化区来完成的。

3. 大脑皮质的运动调节功能　大脑皮质主要运动区是中央前回和运动前区。对身体运动支配的功能特征有：①交叉支配。②功能定位精细，功能代表区大小与运动精细复杂程度有关。③呈倒置安排。运动传导系统包括皮质脊髓束、皮质脑干束和其他下行通路。

皮质脊髓束是由皮质发出，经内囊、脑干下行到脊髓前角运动神经元的传导束。包括皮质脊髓侧束和皮质脊髓前束。皮质脊髓侧束纤维经延髓锥体交叉，在脊髓外侧索下行，纤维终止于脊髓前角外侧的运动神经元，控制四肢远端的肌肉与精细的、技巧的运动，损伤后可出现巴宾斯基征阳性。皮质脊髓前束经白质前联合交叉，在脊髓同侧前索下行，终止于对侧脊髓前角外侧的运动神经元，控制躯干和四肢近端的肌肉，主要是屈肌。与姿势的维持和粗大的运动动作有关。

皮质脑干束由皮质发出，经内囊到达脑干内各脑神经运动神经元的传导束。

其他下行通路包括顶盖脊髓束、网状脊髓束和前庭脊髓束等，参与近端肌肉有关的粗大运动和姿势的调节；红核脊髓束参与四肢远端肌肉有关的精细运动的调节。

4. 基底神经节的运动调节功能　基底神经节包括纹状体、丘脑底核和黑质。纹状体又包括尾核、壳核和苍白球。尾核、壳核称为新纹状体，苍白球称为旧纹状体，黑质分为致密部和网状部。

中型多棘神经元是纹状体内主要的信息整合和传出神经元。来自大脑皮质的谷氨酸能纤维和来自黑质致密部的多巴胺能纤维的外源性传入纤维，主要终止于其树突远端；来自新纹状体内γ-氨基丁酸和乙酰胆碱中间神经元纤维的内源性传入纤维，主要终止于其胞体和树突的近端。中型多棘神经元的作用是整合来自皮肤和黑质的传入信息，并将传出信息输送到苍白球和黑质。

基底神经节与大脑之间通过直接通路和间接通路进行联系。直接通路是：大脑皮质→新纹状体→苍白球内侧部→丘脑前腹核和外侧腹核→大脑皮质运动前区和前额叶。大脑皮质对新纹状体起兴奋作用，新纹状体可抑制苍白球内侧部，而苍白球内侧部又抑制丘脑。间接通路是在直接通路中的新纹状体与苍白球内侧部之间，插入苍白球外侧部和丘脑底核两个中间接替过程的通路。该通路可部分抵消直接通路对大脑皮质的兴奋作用。

基底神经节参与运动的设计和程序编制，将抽象的设计转换为随意运动。基底神经节的损害主要表现为肌紧张异常和动作过分增减。

5. 小脑的运动调节功能　小脑分为前庭小脑、脊髓小脑和皮质小脑三个功能部分。前庭小脑主要由绒球小结叶构成，控制躯体的平衡和眼球的运动。脊髓小脑由小脑蚓部和半球中间部组成，调节正在进行过程中的运动，协助大脑皮质对随意运动进行适时的控制。小脑前叶蚓部起抑制肌紧张作用，小脑前叶两侧部和半球中间部则起易化肌紧张作用。皮质小脑是指半球外侧部，在精巧运动学习中，参与随意运动的设计和程序的编制。

三、中枢神经系统损伤后恢复理论

经过多年的基础研究和康复临床实践，打破了"中枢神经细胞损伤后不可恢复"的观点，奠定了中枢神经系统损伤后恢复的理论基础。

（一）功能代偿

1. 同侧功能代偿　一般认为，大脑皮质对肢体是交叉支配的，但有研究发现，每侧肢体的感觉运动不仅受对侧大脑半球控制，也受同侧大脑半球的支配。

有研究提示，一侧前臂及手的运动受对侧大脑半球支配，但上肢近端活动同时受同侧大脑半球支配。可见，一侧大脑半球受损后，存在通过另一侧大脑半球的同侧支配功能，代偿患肢的某些功能。

2. 闲置细胞及通路代偿　在成人脑的神经细胞中，通常只有20%发挥生理作用，其余80%的神经细胞处于闲置或休眠状态，中枢神经系统遗留了许多未被使用的神经通路。脑血管病发生后，闲置或休眠的细胞和神经通路可被激活而发挥作用，使损伤的功能得到一定的恢复。

3. 大脑半球间的联络代偿　有研究表明，双侧大脑半球同位区之间和一些非同位区存在着相互联系，一侧运动区的神经纤维除可投射到对侧运动区外，还可投射到对侧运动前区和感觉区。因此，脑损伤后运动支配区发生转移，受损区域转移到未受损区域而发挥作用，借助这种联系，运动功能得到新的中枢支配，有利于其功能重组和代偿。

4. 次要或协同神经代偿　一般情况下，脑的固定区域完成某一特定功能，但有的非固定区域的神经也参与这些功能活动，这部分神经称为次要或协同神经。通常状况下次要或协同神经不能独立完成功能，但当脑损伤后，主要支配的神经反射弧中断后，经过反复训练，被次要或协同神经反射弧替代，从而改善部分功能。

5. 功能豁免代偿　幼年脑组织较成年脑组织可塑性强，具有特殊可塑性，称功能豁免。在适当条件下，机体可将被消除的神经细胞轴突、树突及之间的联系保留到成年，一旦大脑半球受损，因其"线路图"的保留，仍可使其功能恢复。同时在突触变更发育早期，只要适当的环境刺激，刚发育的神经突触功能较容易发生适应性改变，将有利于功能的恢复。

（二）神经再生

1. 再生长芽和侧枝长芽　在中枢神经系统中，脑细胞可通过轴突再生、树突发芽及突触阈值的改变与邻近失神经支配的突触形成新的突触联系，从而执行新的功能。不同年龄阶段，这种代偿能力有所不同，幼年较成年侧芽生长要快。同样，发育期不同成熟度的神经元和突触发芽的倾向也有所不同，被切断的轴突有很强的能力产生新的末梢，形成突触，占据被损伤的神经元终末端，并在竞争中取得优势，完成其功能。一般情况下，一侧神经被切断后，由对侧同名神经支配，对侧神经被切断后，则接受其他神经的支配，但后者发芽和生长过程比较缓慢。

轴突长芽有再生长芽和侧枝长芽两种形式。再生长芽是从损伤轴突的断端向损伤区生长，由于速度慢、距离长，往往尚未长到损伤区而该区已被生长迅速的神经胶质包围而形成神经胶质瘢，以致无法进入损伤区，结果无法恢复神经支配。侧枝长芽是从最靠近损伤区的正常轴突向侧方伸出分支去支配损伤的区域，由于轴突本身正常，再加上距离近，因此能够迅速达到恢复支配的目的。

2. 突触更新和突触效率的改变

（1）突触更新：是通过突触后的致密部进行的，常见的形式是由呈小扁盘状、无孔的致密部的直径逐步增大，达到阈值时穿孔、成沟、分裂而形成新的轴突。由于上述两者的存在，常可使损伤区恢复神经的支配。

（2）突触效率的改变：中枢神经系统可塑性的一种重要的表现为改变突触的效率，其方式有：①侧枝长芽时使突触的前端扩大，增加信息传输的面积和效率。②侧枝长芽时使单突触变为双突触，使原有的效率增加一倍。③使新生的突触更靠近细胞体。④增加突触间隙的宽度。⑤增加神经递质的数量，并使之出现在以前不可能有的区域上。⑥使破坏和灭活神经递质的机制失效。⑦改变细胞膜的通透性，从而改变细胞的兴奋性。⑧改变突触间隙内神经递质的浓度和回吸收的速度。⑨改变突触后膜的敏感性。⑩改变树突膜的通透性等。

3. 神经发生　动物实验提示，神经元和树突的发生贯穿于动物自然生命的全过程，神经的发生速度超过其死亡速度，结果成年的颗粒细胞数明显增加，促进神经系统的恢复。但神经发生的机制、部位、与原神经元的关系如何等还不清楚，有待于进一步研究。

4. 强直后增强　有学者研究表明，中枢性瘫后，重复规律的单个突触前刺激可使突触前电位超极化，肢体活动较弱，给予高强度、长时间刺激后，由于大量的神经递质释放，可出现较强的收缩，并可维持数小时。强直后增强的存在，可使原先存在的特异性解剖通路效力增强，而成为新的神经通路形成和运动正常模式的理论基础。

（三）脑损伤后的修复过程

脑受损后经历神经元死亡及修复、代偿因素被激活，通过上述机制修复的过程。

1. 神经元死亡　脑损伤发生后造成神经元死亡的主要原因之一是 ATP 的耗尽，局部脑血流的改变对其有较大的影响，当局部脑血流降低到 15ml/100g·min 时，体感诱发电位消失，但细胞外钾离子活性变化不大，神经元尚能恢复。局部脑血流降低到 6ml/100g·min 时，细胞外钾离子增多，细胞内钙离子也增多，神经元可发生细胞肿胀、结构破坏、胞膜破裂、炎细胞浸润等而导致死亡。

2. 早期即刻基因的激活　通过大范围病变的刺激，可激活早期即刻基因，使该基因的转录、表达过程发生变化，而影响迟发性应答基因。早期即刻基因的激活有利于病变的局限化。

3. 急性期中枢神经系统恢复的机制　主要是通过血管通透性的改变、水肿的消退、血液循环的恢复等来完成的。另外特定区域，如半暗带区及其附近存活细胞的功能恢复也起着十分重要的作用。其存活情况取决于病变对全身和局部的影响及机体对病变的应答反应，早期治疗可激活早期即刻基因，缩小坏死范围。

4. 急性期后中枢神经系统恢复的机制　主要是通过功能代偿和神经再生的机制完成恢复的过程。

第四节　心理学基础

一、概述

康复心理学是医学心理学的一个分支，医学心理学又是心理学的组成部分。

（一）心理学

心理学（Psychology）是研究人的行为和心理活动的规律的科学。这一规律是人们科学解释、预计和调控人的心理及行为的依据。只有把握了心理与行为活动的规律，才能对人的行为加以解释、预测和调控，达到塑造人、使用人、成就人的目的。

最早心理学一直在哲学的母体中孕育成长，以思辨为研究方法。直到1897年德国学者冯特在德国莱比锡大学建立了第一个心理学实验室，标志着心理学从思辨性哲学中脱离出来，成为一门独立的学科。人的心理既服从生理规律，又受社会的影响，因而心理学有自然科学和社会科学的双重性质。心理研究的方法具有客观性、准确性、可检验性。

（二）医学心理学

医学心理学（Medical Psychology）是研究心理活动与病理过程相互影响的心理学分支。医学心理学是把心理学的理论、方法与技术应用到医疗实践中的产物，是医学与心理学结合的边缘学科，包括基本理论、实际应用技术和客观实验等内容。医学心理学兼有心理学和医学的特点，它研究和解决人类在健康或患病以及二者相互转化过程中的一切心理问题，即研究心理因素在疾病病因、诊断、治疗和预防中的作用。

现代医学心理学强调从整体上认识和掌握人类的健康和疾病问题，主张把人看作是自然机体与社会实体相统一的存在物，是物质运动与精神活动相结合的统一体。人不仅是一个单纯的生物有机体，而且也是一个有思想、有感情、能劳动、过着社会生活的社会成员。人的身体和心理的健康与疾病，不仅与自身的躯体因素有关，而且也与人的心理活动和社会因素有密切联系。运用心理学的理论与方法探索心理因素对健康与疾病的作用方式、途径与机制，可以深入阐明人类躯体疾病与心理疾病的本质，有利于揭示人类防病、治病的规律，寻找与丰富对人类疾病的诊断、治疗的更有效的方法，提高医疗水平。

（三）康复心理学

康复心理学（Rehabilitation Psychology）是运用心理学理论和技术研究残疾人和病人在康复过程中的心理规律的科学。目的是使其克服消极心理因素，发挥心理活动中的积极因素，唤起他们的乐观积极情绪，调动其主观能动性，改善心理功能，适应家庭、社会生活。

社会的发展、进步为康复心理学创造了条件，科学的发展为康复心理学提供了多学科的理论和实践指导。康复心理学是医学模式转变的结果。

康复心理评定和康复心理治疗是康复心理学的主要内容。康复心理评定是指运用心理学的理论和方法，对因疾病或外伤造成身体功能障碍者或残疾人的认知功能、情绪、行为和人格等心理状况进行量化、描述和诊断。康复心理治疗是康复治疗技术的重要组成部分，利用康复对象的心理特点、规律，由专业治疗人员运用心理治疗的理论和技术，对患者进行帮助的过程，以缓解或消除其心理障碍，满足家庭和社会生活的需要。

二、康复对象的心理问题

(一) 康复对象的心理过程

根据康复患者得病或伤残后所表现出心理上的认知、情绪和行为等方面的特点，将康复患者心理变化分为震惊期、否认期、抑郁期、对抗独立期、适应期不同的心理阶段。

1. 震惊期(shock)　震惊期是指患者对突然降临的伤病无心理准备，难以应对。情感上处于麻木或休克状态。思维反应迟钝，表情惊讶、发呆。行为上不知所措，沉默不语，对周围的人和事无感觉、无反应。震惊期一般持续几分钟或几天。

2. 否认期(denial)　否认期是震惊期过后，意识到自身疾病可能造成的严重后果时采取否认的态度。表现为不相信自己的病情不能痊愈，不愿别人负面地评价，对病情敏感、矛盾，易出现焦虑和紧张情绪，易激惹等。此阶段一般要持续数周或数月。

3. 抑郁期(depressive reaction)　抑郁期是患者完全意识到自己的病情的严重性和可能出现的结果后，心理防线崩溃，悲伤、失望、无助，对外界事物失去兴趣，情绪持续处于抑郁状态，可出现自杀行为。抑郁期持续时间一般为数月或更长时间。

4. 对抗独立期(reaction against independence)　对抗独立期是行为上出现倒退，缺乏积极独立的谋生心态和行为，在生活上过多地依赖他人，无回归社会的愿望。此阶段持续时间从数月到数年不等。

5. 适应期(adaptation)　适应期是指患者经过上述几个阶段后，逐渐认识到残疾的现实，心理上对自己的病情和预后不再过分担心、恐惧，并主动面对自身的疾病和今后的生活，积极配合各种治疗，生活态度积极，正向评价自己的生存价值，行为比较独立，行动上不再过多地依赖他人，愿意参与家庭和社会生活。

(二) 康复对象的心理表现

因每个人人格特征类型不同产生的心理问题有所不同，归纳起来有以下几点：

1. 外向投射性心理反应　表现为遇到自己不能接受的事情或精神挫折时，将原因完全归咎于客观情况，责己少，责人多。对躯体方面微小变化颇为敏感，常提出过高的治疗和护理要求。经常责怪医生未精心治疗，责怪家人未尽心照顾，好激动，易挑剔，人际关系紧张。

2. 内向投射性心理反应　表现为自我压制，压抑不能接受的意念、感情和冲动。如果病人以往是心理内向者或遇事对己严、对人宽者则患病后容易产生自责，感到患病给他人带来负担，对疾病治疗失去信心，失去生活信念，产生厌世消极意念，呈现抑郁、自卑、退缩、甚至自杀行为，尤其是老年人，感到风烛残年，这种倾向更明显。

3. "病人角色"的习惯化　原有的社会身份为病人身份所取代，这种病人身份又称为

"病人角色"。这部分人一旦进入角色，会慢慢地察觉这是一个长期的过程，需要休养、服药、打针和照顾。这一心理适应过程有利于疾病的治疗，使病人能面对现实，执行医嘱，配合治疗。病人角色也会因为解除某些责任或约束而使病人得到某些利益，从而逐渐形成病人角色的习惯化。病人如长期依赖医生的治疗及他人的照顾，安心地休养下去，则病人角色作用便会成为巨大的障碍，不利于病人康复，甚至妨碍疾病的好转。

三、心理评定

心理评定方法有观察法、会谈法、个案法等，但其主要的方法是心理测定。心理测试量表种类繁多，有韦氏记忆测验、艾森克人格问卷、简易精神状态检查、症状自评量表等（详见本套教材《康复心理学》部分）。

四、心理治疗

（一）心理治疗的原则

1. 以辩证的思想指导治疗　从病人的实际情况出发，引导病人回顾疾病的全过程，在揭露矛盾、分析矛盾的同时把疾病知识告知病人，鼓励、支持、帮助病人主动同疾病作斗争。

2. 医生要具备全心全意为病人服务的思想　医生要有同情心和爱心，以病人的利益为服务准则，采取谦虚的态度、文雅的举止和友善的语言，争取病人的信任和合作，主动配合治疗，这是治疗成功的关键。

3. 明确诊断，针对性治疗　心理治疗前要详细了解病史，认真体检，结合必要的化验和特殊检查明确诊断，以指导治疗。

4. 治疗方法要灵活，因人因病而异　根据不同疾病、疾病的不同阶段及病人的环境和身体特点选择适当方法并注意调整。

5. 心理治疗与躯体治疗相结合　任何心身疾病或精神障碍均有其各自的病理基础，常常伴有躯体上的不适感。同样，躯体疾病也常有不同心理反应。因此，在心理治疗的同时应注意改善躯体症状。

6. 心理治疗要注意科学性和艺术性　医生要使用符合伦理学道德原则和规范要求的语言，语意要准确，讲话尽量口语化，运用通俗易懂的科学道理讲解有关疾病知识，使病人消除疑虑，以乐观的态度对待疾病。针对病情选用指导语言，语音要轻，语气要温和，适当配合手势和表情，言语生动、活泼、风趣，但内容严肃。

（二）心理治疗的形式

1. 个别长程心理治疗　精神分析是最典型的个别心理治疗。医生通过病人的自由联想来收集资料，运用医患关系、追溯童年经历和梦析等方法，从不同角度解析当前的心理问题。这种方法的疗效体现在人格的改变和从以往压抑中解脱后的新体验，并不局限在减轻一些精神症状。精神分析每周4～5次，疗程可达数年。

2. 个别短程心理治疗　主要方法有短程精神分析、认知-行为治疗和患者中心治疗等。这些治疗的共同特点是疗程时间限定，但受限的时间长短不等。一般分为3类：1～6次，7～25次，26～40次。短程心理治疗的目标明确，结构性强。

3. 集体心理治疗 通过讲座、座谈、讨论和示范形式，使病人掌握所患疾病的性质及发病规律，主动与疾病作斗争。针对同类的病人，一般10~15人一组。1~2周为一疗程，每周2~3次，每次讨论时间不宜过长。

（三）针对不同心理障碍类型的措施

由于不同人格类型的康复对象的心理障碍特点不同，心理治疗时所应采取的措施也要不同，以保证治疗的正确性，取得良好疗效。

1. 对外向投射性心理反应的病人 应注意建立良好的医患关系，了解这类病人推诿于人的心理反应的原因，主要在于病人自己失去了对疾病治疗的信心。所以在疏导病人、让其了解疾病知识的同时注意加以鼓励，当疾病部分症状好转时，应及时肯定成绩，增强病人的信心，告知病人家属要耐心、热情地照料，采取关心、同情态度，可使矛盾缓解。

2. 对内向投射性心理反应的病人 对这类病人，家属的感情支持、医生的鼓励和继续治疗的保证是减轻或消除这类抑郁反应的最好措施。所以，对这类病人要多交往，投入更多的感情，使他们感到周围人的关心和支持，解除其压抑的心情，获得最好疗效。对病情较严重者可给予少量抗抑郁药。

3. 对"病人角色"习惯化的病人 要注意采取有利康复的措施。医患关系应建立在共同参与的医疗模式上，共同参加治疗方案的制定或让他们对方案提出意见。既让病人好好休息，又鼓励其进行适当活动；既要劝病人安心养病，又要鼓励他们为日后恢复工作或社会生活进行准备，使病人摆脱心理依赖，产生康复欲望，尽早达到心理上的康复。

（四）心理治疗的程序

心理治疗方法众多，但一般可遵循一定程序进行，分以下几个阶段：

1. 初始阶段 这一阶段是指心理治疗的准备期。心理治疗是一个较漫长过程，要想顺利完成整个治疗，先期的准备工作要求十分细致，包括与病人建立良好的合作关系、收集病人的详细资料、判断病人心理障碍的类型、准备采取的对策等。因此，与病人接触后，先要创造一个宽松的环境，使病人无拘束地表明来意，让病人或家属填写一个简单病史，以此为线索进行全面的体格检查、理化检查及心理测试，正确判断疾病的种类和性质，进行合理的解释，为进一步治疗奠定基础。

2. 中期阶段 这一阶段是心理治疗的具体实施和深入阶段，医生可在前一阶段的基础上进一步使用心理诊断的方法对病人的心理问题进行定性、定量分析，征求病人同意后确定并实施详细的治疗方案，同时注意在实践中修改、完善，对病人的反应作详细记录。

3. 后期阶段 这一阶段包括对心理治疗后的疗效评估，疗效的巩固，病情反复的判断及对策等。当一个病人的治疗结束时要科学地判断其疗效，让病人定期汇报其情况。巩固疗效的最好方法是帮助病人建立健康的行为模式，指导病人摆脱病人角色，适应家庭及社会生活，让病人相信心理康复的持久性和可能性。治疗结束后医生要随访，保存好病人的资料。

（五）心理治疗常用方法

1. 心理分析疗法 是由弗洛伊德创立的心理动力学派理论指导的治疗方法。这个理论认为，很多疾病，特别是神经症、心身疾病，都与病人经历中的矛盾冲突、情感挫折在潜意识里的反映有关，或由其转化而来。本法的特点是使病人在无拘束的会谈中领悟自己的心理障碍，修复心理症结，适应能力得到提高。其基本技术有以下几种。

(1) 自由联想：在宽松的环境中让病人毫无保留地说出他想说的一切，包括目前的处境、困扰、情感、对事物的看法、童年往事、个人成就等，这些想法中的很多方面原被潜抑在无意识中，无法察觉和表达出来。在自由联想中能够使这些想法冲破无意识，进入意识层次，从而被意识。

(2) 梦释：精神分析学说认为，梦并非无目的、无意义的行为，而是潜意识中冲突或欲望的象征，实际上代表个人的愿望及追求的不满足，这种欲望在觉醒状态下受到压抑。通过梦的分析可以捕捉压抑情绪的症结。通过病人叙述梦的内容，鼓励病人就梦的情境加以自由联想，医生根据梦的内容所产生的联想进行分析，直到弄清这场梦的冲突的真意，把无意识中的疾病根源浮现到意识中来。

(3) 移情：当心理会谈进一步深入时，患者回忆往事，宣泄自己的痛苦。这些事情往往与他的亲人、朋友和同事有密切关系。在会谈中患者把自己的情绪转移到治疗者身上，这叫移情。治疗者可能成为被热爱的人，也可能成为被憎恶的人。前者叫正移情，后者叫负移情。移情出现是心理治疗深入的结果。医生要利用移情，诱导病人正确认识自我及正常的人际关系，当潜意识中所暴露的幼稚情感或病态及相应的人际关系成为意识内容时，病人的困扰和移情问题便会同时消失。在病人移情时医生要把握自己不要感情用事，超过医患关系，对负移情要恰当处理，最好引导为正移情。

(4) 解释：是心理治疗过程中的中心工作。通过自由联想、梦的分析等手段，医生获得大量患者的资料，对患者的问题进行分析，找出症结，向患者解释潜意识中暴露的问题的含义，帮助病人克服抗拒，认识自己与他人的关系，达到消除病人心理障碍的目的。

2. 支持性心理疗法　以支持为主要内容形式，帮助病人认识问题、改善心境、激发自信心、增强自理能力、恢复心身健康的治疗方法。其方法包括解释、指导、鼓励等。

(1) 解释：病人患病后，由于缺乏医学知识，很容易产生紧张、恐惧、焦虑等情绪反应，这些反应常影响整个治疗过程及日常生活。医生应该向患者讲解有关医学知识，让他们对所患疾病有个正确认识，积极配合治疗。医生的解释要使用通俗的语言，生动的比喻，争取病人合作，避免与病人发生争执。不要强迫病人接受医生的观念，对固执的病人可先向家属说明情况后再接触病人效果更好。

(2) 指导：对患者除医疗上的支持外，还要在其他方面给予指导。如怎样安排个人生活和时间，病人的营养、卫生、与他人的关系等，以达到帮助病人提高解决问题能力的目的。许多病人患病后过多地将注意力集中在自己身上，不与别人交流，导致抵触性人际关系，甚至不向医生和家属表达自己的要求，而是以躯体症状的形式间接表达出来，使人难以理解。所以，指导病人学会良好的人际沟通方法，减少由于沟通不良引起的问题和心理压力十分重要。

(3) 鼓励：患病后对心理上都会有所打击，特别是当诊断、治疗出现问题时情绪更易波动，可出现低落、悲观、缺乏信心。这时，医生要根据病人的具体情况，针对原因给予恰当鼓励，使其振作精神，增强恢复疾病的信心。鼓励病人时要注意循序渐进，先建立小的目标，哪怕获得微小成功，也会提高他们的信心。

(4) 保证：当病人遇到许多不易解决的问题时会焦虑、紧张、自暴自弃，由于医生具有专业的医学知识及临床经验，易得到患者的信任，这时用保证的方法可消除病人的疑虑，使其放弃错误的判断、建立起信心，获得成功。但医生的保证一定要有科学性，不要信口开河随便保证，否则病人会感到医生的保证不可靠，失去对医生的信任，失去治疗信心。

3. 行为疗法　行为疗法是由一系列技术、理论组成。人们通过学习可获得适当的行为，也可矫正不适当的或偏离正常的行为。其疗法有以下几种。

（1）鼓励法：当已有的异常反应得不到增强而消退时，使用另一个正性的增强物以加强病人自发的正常反应，并配合正常化造型技术，以新建立的正常反应代替旧的变态反应。增强物可使用代币或筹码，如向一个孤独、忧郁、被动的人讲明，如果他主动接触别人、与别人交流时，就给予若干代币，以此换取希望得到或喜欢的物品，获得鼓励。这样可逐渐改变其症状，恢复正常。

（2）系统脱敏法：主要用于治疗焦虑、恐怖障碍。此法是让病人面对他回避的境遇，进入他所害怕的场合作为练习或让病人想象，同时教会患者一旦紧张时能松弛的方法（闭目静坐、肌肉松弛、转移注意力等），然后把引起焦虑、恐惧的刺激由弱到强地与松弛方法配对出现、反复进行，先抑制弱的，后抑制强的，直至消除这些症状。

（3）厌恶疗法：把一个厌恶的刺激与病人的不良行为结合在一起进行体验，反复进行，从而消除患者的不当行为。厌恶刺激有化学药物、电击、羞耻感等。

（4）自我调整法：以机体的一种反应去改变机体的另一种反应，达到正常的心理状态。如用放松、气功、转移注意力等方法，克服紧张、焦虑症状，对控制血压很有好处。

（5）示范法：通过电影、幻灯和实地学习，模仿良好行为，达到治疗目的。对孤僻、恐惧较有效。

第五节　残疾学基础

康复医学以残疾人为主要研究对象，其目的是使残疾人受损或丧失的功能得到最大程度的恢复、代偿或重建。现代康复医学的发展，建立在对残疾学研究的基础之上。只有掌握残疾学的深刻内涵，才能学好康复医学，做好康复医疗工作。

一、基本概念

(一) 残疾

残疾（disability）是指因外伤、疾病、发育缺陷或精神因素造成明显的身心功能障碍以致不同程度地丧失正常生活、工作和学习能力的一种状态。

构成残疾有3个主要的要素：①有由于疾病或外伤所导致的一种现代医学条件下尚无法使之完全"复原"的器官或组织的"终局状态"。这种终局状态的存在，是残疾的病理要素，又称病理损害。这是残疾的必备要素。②有病理损害导致的躯体生理功能或精神心理功能的低下或丧失。这是残疾的生理功能障碍要素。③有由于生理功能障碍或病理损害造成的在完成与其年龄、性别、文化相适应的社会角色方面的困难。这是残疾的社会角色障碍，又称社会功能障碍、社会环境障碍。

残疾是一个演变中的概念，不同的时期和分类标准其概念有所不同。

1980年，WHO按照残疾的性质、程度和影响，把残疾分为残损、残疾和残障。残损是指身体结构和功能（生理、心理）有一定程度的缺损，身体和精神与智力活动受到不同程度的限制，对独立生活或工作和学习有一定程度的影响。残疾是指由于身体组织结构和功能缺损较严重，身体和精神、智力活动明显障碍，以致患者不能以正常的方式和范围独立进行日常生活活动（如穿衣、洗漱），其影响在个体水平上，造成个体活动能力障碍。残障是指由于形态功能缺损和个体能力障碍严重，不但个人生活不能自理，甚至影响到生活、学习和工作等社会活动。

2001年世界卫生组织在《国际功能、残疾和健康分类》（International Classification of Functioning, Disability and Health, ICF）中提出，健康和残疾均属于人体的生活状况，只不过处于不同的功能水平，受背景因素的影响。如果一个人的身体、活动和参与各种功能都正常，即为健康。反之，这三种因素任何一项不正常即为残疾。残疾可表现为人体结构功能缺损、活动受限或参与局限。而且所谓功能应是一个包括所有的身体、活动和参与能力状况的总称。功能、健康和残疾三种情况，实际上是三项相互独立又彼此关联的因素。在病人身上可同时存在，又可互有转化（图2-5-1）。

按照ICF的概念，残疾是一个包括损伤、活动受限或参与的局限性在内的包罗万象的术语。同时，在认识和说明残疾的概念时提出了"医学模式"与"社会模式"两个方面。"医学模式"认为，残疾是有关人的问题，是直接由疾病、创伤或其他健康状况造成的结果，应对残疾的重点是治疗或个体的调适和行为改变，因而医疗保健被当作主要的问题。另一方面，残疾的"社会模式"认为，残疾主要是由社会引发的问题，而且基本上是个体融入社会的问题。残疾不仅是个体的属性，而且是多种条件的复杂综合，其中的许多问题是由社会环境所造成的。所以，控制这种问题需要社会行动，从大范围讲这是社会的集体责任。

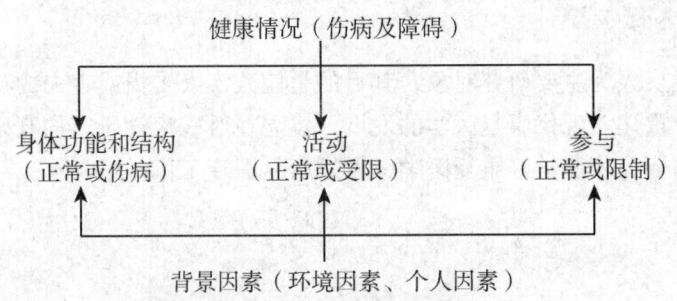

图2-5-1　ICF功能、残疾和健康关系

（二）残疾人

由于各国经济文化与社会福利制度存在差异，所以对残疾人制定了不同的政策，以利于保障残疾人的权益。不同的国际组织与国家从不同的角度提出了残疾人（people with disability, disabled person）的定义与评定标准。

1975年世界卫生组织给残疾人下的定义是：无论先天的或后天的，由于身体或精神上的不健全，自己完全或部分地不能保证通常的个人或社会需要的人。

国际劳工组织对残疾人下的定义是：经正式承认的身体或精神损伤在适当职业的获得、保持和提升方面的前景大受影响的个人。

2006年联合国大会通过的《残疾人权力公约》提出的定义是：生理、心理、感官先天不足或后天受损的人。

根据全国人大常委会关于2008年4月24日修订的《中华人民共和国残疾人保障法》提出的定义是：残疾人是指在心理、生理、人体结构上，某种组织、功能丧失或者不正常，全部或者部分丧失以正常方式从事某种活动的能力的人。残疾人包括视力残疾、听力残疾、言语残疾、肢体残疾、智力残疾、精神残疾、多重残疾和其他残疾的人。

一般认为，狭义的残疾人主要指同时具备残疾三要素的或以社会角色障碍为主的残疾者；广义的残疾人实际上指生理功能残疾人。

从康复的角度看，作为一个特殊的群体或个体，残疾人具有以下特点：第一，残疾人一般都具有不同程度的生活和工作的潜力，经过康复训练或提供康复服务，这些潜力可得到发挥，使残疾人的生活或工作能力得到改善。第二，残疾人是在身心活动程度上有不同程度困难的群体，这是由于残疾的存在和影响所造成的，应该给予特殊的关心和照顾，以利于他们克服这些困难的影响，为能力的充分发挥创造必要的条件。第三，残疾人和健全人一样，在社会上享有同样的权利和机会，不应受到任何歧视。

（三）残疾学

残疾学是以残疾人为主要对象，研究致残的原因，残疾的流行病学、表现特点、发展规律、后果及评定、康复与残疾的预防的学科。残疾学是医学、社会学、教育学、管理学等的交叉学科，是自然科学与社会科学相结合的产物，是康复医学的组成部分。

二、残疾的流行病学

（一）概述

1. 定义　流行病学（epidemiology）是研究疾病分布规律及影响因素，借以探讨病因，阐明流行规律，制订预防、控制和消灭疾病的对策和措施。

该定义的基本内涵有四点：①它的研究对象是人群，是研究所关注的具有某种特征的人群。②它不仅研究各种疾病，而且研究健康状态。③它的重点是研究疾病和健康状态的分布及其影响因素。④最终为控制和消灭疾病及促进健康提供科学的决策依据。

2. 研究方法

（1）观察性研究：是流行病学研究的基本方法。许多情况下，由于伦理和资源的限制，只能进行观察性研究。观察性研究包括描述性研究和分析性研究。前者是描述疾病的频率和模式，后者是研究疾病的决定因素和危险性。

（2）实验性研究：实验性研究的基本性质是研究者在一定程度上掌握着实验的条件，主动给予研究对象某种干预措施，又称干预研究。包括临床试验、现场试验、社区干预和整群随机试验、类实验等。

临床试验以病人为研究对象，是评价某种疾病的疗法或发现预防疾病结局如死亡或残疾的方法。现场试验主要研究对象为未患病的健康人或高危人群中的个体，应用于常见病和严重疾病的预防研究。社区干预试验是以社区为基础的现场干预试验的扩展。一个完整的现场研究应具备实验性研究的四个基本特点，即设立对照、随机分组、人为干预、前瞻追踪。如果一项实验研究缺少其中一个或几个特征，这种实验就称为类实验。

(3) 理论性研究：利用流行病学调查所得到的数据建立有关的数学模型，或用电子计算机仿真进行理论研究。

（二）我国残疾人状况和流行病学调查

1. 第一次全国残疾人抽样调查

(1) 残疾人的数量、比率：我国于1987年在29个省、自治区、直辖市进行了首次残疾人抽样调查，共调查了369448户，1579316人，占全国人口的1.5‰。结果发现有残疾人的家庭为66902户，占调查户总数的18.11%。调查确诊的各类残疾有77345人，占总人口的4.89%。据此推算，全国约有各类残疾人共5164万人。

1996年，根据有关部门的依人口自然增长数字估算，我国的残疾人口总数已逾6000万，而这个数字还未包括内脏残疾等情况。在调查的听力语言残疾、智力残疾、视力残疾、肢体残疾和精神残疾五类残疾中，以听力语言残疾患有率最高，为21.81%，智力残疾、视力残疾、肢体残疾和精神残疾的现患率依次为12.68%、10.08%、9.16%、2.47%。在残疾的程度上，除了精神残疾以重度残疾为主外，其余均以轻度残疾为主。

(2) 残疾人的分布特征

1) 城乡差别显著：根据调查，我国残疾人分布存在明显的城乡差异。这不仅表现在乡村残疾人的比例远远大于城镇居民，而且乡村的残疾现患率也明显高于城镇（表2-5-1）。

表2-5-1　市、镇、乡残疾的现患率

地区类别	调查人数	残疾人数	现患率（‰）
市	201667	8127	40.30
镇	257806	11570	44.88
乡	1119843	57648	51.48
合计	1579316	77345	49.00

注：$X^2 = 1579885.51\ P < 0.001$

各类残疾分布又有所不同，听力语言残疾、智力残疾和肢体残疾仍然是乡村高于城镇，而视力残疾和精神残疾则表现为城市高于农村（表2-5-2）。

表2-5-2　残疾的分布

残疾类型	市		镇		乡	
	残疾人数	现患率（‰）	残疾人数	现患率（‰）	残疾人数	现患率（‰）
听力语言	3023	14.09	3776	14.65	19719	17.61
智力	858	4.25	2207	8.56	12170	10.87
视力	1476	7.32	2004	7.77	7825	6.99
肢体	1141	5.66	1697	6.58	8462	7.56
精神	512	2.54	463	1.80	1923	1.72

2) 经济、文化、卫生水平的差异：经济、文化、卫生水平的差异对残疾人的分布影响显著。在对全国残疾现患率的分析中发现，凡是经济、文化和卫生水平较低的地区其残疾人的比例就偏高。在将全国20个省划分为五种经济、文化、卫生类型的区域进行比较

分析时,这种趋势就更加显而易见(表2-5-3)。

表2-5-3 各地区现患率比较

地区(代表省份名称)	调查人数	残疾人数	现患率(%)
直辖市(北京、天津、上海)	120522	5499	42.46
华东沿海省(江苏、浙江、福建)	398378	13954	46.77
北方内陆省(河北、河南、黑龙江)	297140	14885	50.09
南方内陆省(湖南、湖北、安徽)	253813	12985	51.16
西南、西北省(云南、四川、甘肃)	286645	15790	55.09

注:$X^2=417.6$ $P<0.001$

3)年龄、性别的差异显著:调查中发现,随着年龄增长残疾人所占的比例也增加,残疾现患率水平也伴随年龄的增长而升高。这充分说明,老年残疾是我国残疾防治的重点之一。在五类残疾中,智力残疾以儿童高发为主,肢体、精神残疾为青壮年高发,而老年人则主要以视力残疾和听力语言残疾为主(表2-5-4)。

表2-5-4 各类残疾的年龄构成

年龄	听力语言		智力		视力		肢体		精神	
	人数	(%)	人数	(%)	人数	(%)	人数	(%)	人数	(%)
0~14	1738	6.55	8075	53.00	272	2.41	928	8.21	21	0.72
15~59	10564	39.84	6697	43.96	4075	36.04	7047	62.34	2486	85.52
>60	14216	53.61	463	3.04	6955	61.55	3330	29.43	400	13.76
合计	26518	100.00	15235	100.00	11300	100.00	11305	100.00	2907	100.00

注:各年龄组间比较:$P<0.001$

从上述调查结果可以清楚地看到,我国残疾人的数量十分可观。同时,我们也从残疾人的分布中看到了残疾预防的希望。这就是针对不同人群、不同种类的残疾和不同的特点开展有针对性的防残工作。为了对残疾人的数量、类别、致残原因等状况有更明确的了解,为社会和经济的发展提供相关依据,制定符合我国国情的社会保障体系,我国政府于2006年启动了第二次全国残疾人抽样调查工作。

2. 第二次中国全国残疾人抽样调查 2006年,在全国31个省、自治区、直辖市进行了第二次全国残疾人抽样调查。本次调查未包括中国香港特别行政区、中国澳门特别行政区、中国台湾省残疾人口数,不包括现役军人和相互之间没有家庭成员关系、集体居住的人。

(1)残疾人家庭户数和残疾人数:全国有残疾人的家庭户共7050万户,占全国家庭户总户数的17.80%;其中有2个以上残疾人的家庭户876万户,占残疾人家庭户的12.43%。有残疾人的家庭户的总人口占全国总人口的19.98%。全国各类残疾人为8296万人,占全国人口的6.34%。

(2)残疾人口的性别构成:全国残疾人口中,男性为4277万人,占51.55%;女性为4019万人,占48.45%。性别比(以女性为100,男性对女性的比例)为106.42。

(3)残疾人口的年龄构成:全国残疾人口中,0~14岁的残疾人口为387万人,占

4.66%；15~59 岁的人口为 3493 万人，占 42.10%；60 岁及以上的人口为 4416 万人，占 53.24%（65 岁及以上的人口为 3755 万人，占 45.26%）。

（4）残疾人口的城乡分布：全国残疾人口中，城镇残疾人口为 2071 万人，占 24.96%；农村残疾人口为 6225 万人，占 75.04%。

（5）残疾人口的残疾等级构成：全国残疾人口中，残疾等级为一、二级的重度残疾人为 2457 万人，占 29.62%；残疾等级为三、四级的中度和轻度残疾人为 5839 万人，占 70.38%。

（6）残疾人口的受教育程度：全国残疾人口中，具有大学程度（指大专及以上）的残疾人为 94 万人，高中程度（含中专）的残疾人为 406 万人，初中程度的残疾人为 1248 万人，小学程度的残疾人为 2642 万人。15 岁及以上残疾人文盲人口为 3591 万人，文盲率为 43.29%。

（7）残疾儿童受教育状况：6~14 岁学龄残疾儿童为 246 万人，占全部残疾人口的 2.96%。其中视力残疾儿童 13 万人，听力残疾儿童 11 万人，言语残疾儿童 17 万人，肢体残疾儿童 48 万人，智力残疾儿童 76 万人，精神残疾儿童 6 万人，多重残疾儿童 75 万人。学龄残疾儿童中，63.19% 正在普通教育或特殊教育学校接受义务教育，各类别残疾儿童的相应比例为：视力残疾儿童 79.07%，听力残疾儿童 85.05%，言语残疾儿童 76.92%，肢体残疾儿童 80.36%，智力残疾儿童 64.86%，精神残疾儿童 69.42%，多重残疾儿童 40.99%。

（8）残疾人口的婚姻状况：全国 15 岁及以上残疾人口中，未婚人口 982 万人，占 12.42%；在婚有配偶的人口 4811 万人，占 60.82%；离婚及丧偶人口 2116 万人，占 26.76%。

（9）残疾人口的就业与有关社会保障情况：全国城镇残疾人口中，在业的残疾人为 297 万人，不在业的残疾人为 470 万人。城镇残疾人口中，有 275 万人享受到当地居民最低生活保障，占城镇残疾人口总数的 13.28%。9.75% 的城镇残疾人领取过定期或不定期的救济。农村残疾人口中，有 319 万人享受到当地居民最低生活保障，占农村残疾人口总数的 5.12%。11.68% 的农村残疾人领取过定期或不定期的救济。

（10）残疾人家庭户的收入：全国有残疾人的家庭户 2005 年人均全部收入，城镇为 4864 元，农村为 2260 元。12.95% 的农村残疾人家庭户年人均全部收入低于 683 元，7.96% 的农村残疾人家庭户年人均全部收入在 684~944 元之间。

（11）残疾人曾接受的扶助、服务和需求：残疾人曾接受的扶助、服务的前四项及比例分别为：曾接受过医疗服务与救助的有 35.61%，曾接受过救助或扶持的有 12.53%，曾接受过康复训练与服务的有 8.45%，曾接受过辅助器具的配备与服务的有 7.31%。残疾人需求的前四项及比例分别为：有医疗服务与救助需求的有 72.78%，有救助或扶持需求的有 67.78%，有辅助器具需求的有 38.56%，有康复训练与服务需求的有 27.69%。

（12）残疾人的生活环境：在此次调查的残疾人所在社区（村、居委会）中，68.13% 的社区距离最近的法律服务所在 5 公里以内，21.86% 的社区距离最近的特殊教育学校（班）在 5 公里以内，47.35% 的社区建有文化活动站（室），71.95% 的社区设有卫生室（所、站）。

三、残疾的原因

（一）疾病

1. 孕期疾病　包括孕妇叶酸缺乏导致的神经管畸形、碘缺乏导致的克汀病、流感病毒感染造成的神经系统异常、风疹病毒感染引起的先天性白内障、X线等物理原因导致的畸形等。

2. 传染病　包括脊髓灰质炎引起的小儿麻痹、乙型脑炎造成的神经系统异常、脊柱结核导致的肢体瘫痪等。

3. 慢性病和老年病　这类疾病包括心脑血管疾病、骨关节疾病、糖尿病、肿瘤等。

（二）遗传性疾病

遗传因素导致的先天性畸形、智力发育迟缓、先天性大脑发育不全等。

（三）营养不良

包括蛋白质缺乏导致的智力发育迟缓，维生素A缺乏导致的角膜软化，维生素D缺乏造成的骨骼畸形等。

（四）外伤

如交通事故、各种生产事故、运动创伤等导致的各种残疾。

（五）理化因素

放射物质、噪音、声波、药物、酒精等各种理化因素均可成为致残原因。

四、残疾的分类和分级

目前，各国在进行残疾的调查时采用着不同的分类标准，且由于研究目的的不同，所采用的分类标准也不同。按残疾性质可以分为先天残疾和后天残疾；按残疾部位可以分为视力残疾、智力残疾、听力残疾、语言残疾、肢体残疾等；按残疾类别可以分为心理残疾，生理残疾和感官、器官残疾。

（一）残疾的分类

1. 国际残损、残疾、残障分类　1980年，WHO制定并公布《国际残损、残疾和残障分类》（International Classification of Impairment, Disability and Handicap, ICIDH），它是一种对疾病所造成的健康结果进行分类的分类体系，定义了残疾的概念。

（1）残损（impairment）：残损是指疾病或外伤引起的解剖结构、生理功能及心理状态的暂时性或永久性的异常或丧失，对独立生活、学习或工作有一定程度的影响，但个人生活仍能自理，属于组织器官水平的功能障碍，为病理形态的缺陷。残损包括智力残损、听力残损、语言残损、视力残损、骨骼（姿势、体格、运动）残损、内脏（心、肺、消化、生殖器等）残损、心理残损、多种综合病残损等。

（2）残疾（disability）：残疾是指身体的组织结构和功能缺损较严重，造成身体和精神与智力活动明显障碍，有着自理生活和就业能力的减弱或丧失，以致独立生活困难，属于个体水平的能力障碍，为整体能力的缺乏或受限。残疾包括行为残疾、语言交流残疾、个人生活自理残疾、运动残疾、身体姿势和活动残疾、技能残疾、环境适应残疾、其他活动残疾等。

(3) 残障 (handicap)：残障是指形态功能缺陷和个体能力障碍程度严重，使患者不但个人生活不能自理，而且影响到学习、工作和社会生活，从而限制了在文化、经济、环境等方面社会职能的发挥，属社会水平的障碍。残障包括识别（人、地、时）残障、身体残障（生活不能自理）、运动残障、职业残障、社会交往残障、经济上自给残障等。

一般情况下残疾是按照残损、残疾、残障的顺序发生，但也可由残损直接导致残障，且三者之间可以相互转换（图2-5-2）。

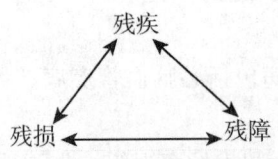

图2-5-2 残损、残疾、残障的关系

2. 国际功能、残疾、健康分类　2001年，世界卫生组织正式颁布了国际功能、残疾和健康分类（International Classification of Functioning, Disability and Health, ICF），旨在成为一种国际性的功能和残疾分类体系，在政策制定、统计、卫生管理、临床、教育等领域得到广泛应用。

ICF从残疾人融入社会的角度入手，将残疾作为一种社会性问题。残疾不只是个人的特性，而且也是社会环境所形成的一种复合体，应改造环境以使残疾人充分参与社会生活，提出了一种残疾的交互作用模式（参见图2-5-1）。

根据该模式，将残疾理解为一种健康因素和背景因素之间交互作用而出现的复杂联系的结果。背景因素分为环境因素和个人因素。环境因素是个人之外的因素，如社会的态度或建筑物的特点、法律系统等。个人因素包括性别、年龄、其他方面的健康状态、身体素质、生活方式、习惯、教养、应对方式、社会背景、教育、职业、过去和现在的经历、整体的行为方式和性格特点、个体的心理品质等，对个体如何面对残疾会产生影响。健康因素和背景因素之间的交互作用是动态的，有其特殊的方式，在某一水平上进行干预可以使其他因素发生变化。

ICF通过身体功能和结构、活动、参与三个层面判断健康与残疾，并进行分类。不仅适用于残疾人，也适用于病损者和健康人。

(1) 身体功能、结构和损伤：身体结构是身体的解剖部位，如器官、肢体及其组成成分。身体功能是身体各系统的生理功能，包括心理功能。损伤是身体功能或结构出现了显著的变异或缺失等问题。

(2) 活动和活动受限：活动是由个体执行一项任务或行动。活动受限是个体在进行活动时遇到困难。

(3) 参与和参与受限：参与是投入到一种生活情景中。参与局限性是个体投入到生活情景中经历到的不便。

以上三个层面的状况受环境因素和背景因素的影响。身体损伤、活动受限和参与的局限性概括在一起，就叫残疾。残疾包含了三个层面的内容。

3. 我国的残疾分类　2010年，中华人民共和国国家质量监督检验检疫总局和中国国家标准化管理委员会发布了我国残疾人分类分级标准，把残疾人分为以下几类。

（1）视力残疾：各种原因导致双眼视力低下并且不能矫正或双眼视野缩小，以致影响其日常生活和社会参与。包括盲及低视力。

（2）听力残疾：各种原因导致双耳不同程度的永久性听力障碍，听不到或听不清周围环境声及言语声，以致影响其日常生活和社会参与。

（3）言语残疾：各种原因导致的不同程度的言语障碍，经治疗一年以上不愈或病程超过两年，而不能或难以进行正常的言语交流活动，以致影响其日常生活和社会参与。包括：失语、运动性构音障碍、器质性构音障碍、发声障碍、儿童言语发育迟滞、听力障碍所致的言语障碍、口吃等。

（4）智力残疾：智力显著低于一般人水平，并伴有适应行为的障碍。此类残疾是由于神经系统结构、功能障碍，使个体活动和参与受到限制，需要环境提供全面、广泛、有限和间歇的支持。

智力残疾包括在智力发育期间（18岁之前）由于各种有害因素导致的精神发育不全或智力迟滞，或者智力发育成熟以后，由于各种有害因素导致智力损害或智力明显衰退。

（5）肢体残疾：人体运动系统的结构、功能损伤造成的四肢残缺或四肢、躯干麻痹（瘫痪）、畸形等导致人体运动功能不同程度丧失以及活动受限或参与的局限。

（6）精神残疾：各类精神障碍持续一年以上未痊愈，由于存在认知、情感和行为障碍，以致影响其日常生活和社会参与。

（7）多重残疾：同时存在视力残疾、听力残疾、言语残疾、肢体残疾、智力残疾、精神残疾中的两种或两种以上残疾。

（二）残疾分级

本节介绍2010年我国的残疾分级标准。残疾分级原则是将各类残疾按残疾程度分为残疾一级、残疾二级、残疾三级、残疾四级各级别。残疾一级为极重度，残疾二级为重度，残疾三级为中度，残疾四级为轻度。

1. 视力残疾分级　按视力和视野状态分级，其中盲为视力残疾一级和二级，低视力为视力残疾三级和四级。视力残疾均指双眼而言，若双眼视力不同，则以视力较好的一眼为准。如仅有单眼为视力残疾，而另一眼的视力达到或优于0.3，则不属于视力残疾范畴。视野以注视点为中心，视野半径小于10度者，不论其视力如何均属于盲。视力残疾分级见表2-5-5。

表2-5-5　视力残疾分级

级别	视力、视野
一级	无光感~<0.02；或视野半径<5度
二级	0.02~<0.05；或视野半径<10度
三级	0.05~<0.1
四级	0.1~<0.3

2. 听力残疾分级　在不配戴助听放大装置的情况下，按平均听力损失，及听觉系统的结构、功能、活动和参与、环境和支持等因素分级。3岁以内儿童，残疾程度一、二、

三级的定为残疾人。

(1) 听力残疾一级：听觉系统的结构和功能极重度损伤，较好耳平均听力损失大于 90 dB HL，不能依靠听觉进行言语交流，在理解、交流等活动上极重度受限，在参与社会生活方面存在极严重障碍。

(2) 听力残疾二级：听觉系统的结构和功能重度损伤，较好耳平均听力损失在 81~90 dB HL 之间，在理解和交流等活动上重度受限，在参与社会生活方面存在严重障碍。

(3) 听力残疾三级：听觉系统的结构和功能中重度损伤，较好耳平均听力损失在 61~80dB HL 之间，在理解和交流等活动上中度受限，在参与社会生活方面存在中度障碍。

(4) 听力残疾四级：听觉系统的结构和功能中度损伤，较好耳平均听力损失在 41~60 dB HL 之间，在理解和交流等活动上轻度受限，在参与社会生活方面存在轻度障碍。

3. 言语残疾分级　按各种言语残疾不同类型的口语表现和程度，脑和发音器官的结构、功能、活动和参与、环境和支持等因素分级。

(1) 言语残疾一级：脑和/或发音器官的结构、功能极重度损伤，无任何言语功能或语音清晰度小于等于 10%，言语表达能力等级测试未达到一级测试水平，在参与社会生活方面存在极严重障碍。

(2) 言语残疾二级：脑和/或发音器官的结构、功能重度损伤，具有一定的发声及言语能力。语音清晰度在 11%~25% 之间，言语表达能力等级测试未达到二级测试水平，在参与社会生活方面存在严重障碍。

(3) 言语残疾三级：脑和/或发音器官的结构、功能中度损伤，可以进行部分言语交流。语音清晰度在 26%~45% 之间，言语表达能力等级测试未达到三级测试水平，在参与社会生活方面存在中度障碍。

(4) 言语残疾四级：脑和/或发音器官的结构、功能轻度损伤，能进行简单会话，但用较长句表达困难。语音清晰度在 46%~65% 之间，言语表达能力等级测试未达到四级测试水平，在参与社会生活方面存在轻度障碍。

4. 肢体残疾分级　在不配戴假肢、矫形器及其他辅助器具的情况下，按人体运动功能丧失、活动受限、参与局限的程度分级。肢体部位的概念是：①全上肢：包括肩关节、肩胛骨。②上臂：肘关节和肩关节之间，不包括肩关节，含肘关节。③前臂：肘关节和腕关节之间，不包括肘关节，含腕关节。④全下肢：包括髋关节、半骨盆。⑤大腿：髋关节和膝关节之间，不包括髋关节，含膝关节。⑥小腿：膝关节和踝关节之间，不包括膝关节，含踝关节。⑦手指全缺失：掌指关节。⑧足趾全缺失：跖趾关节。

(1) 肢体残疾一级：不能独立实现日常生活活动，并具备下列状况之一。

1) 四肢瘫：四肢运动功能重度丧失。

2) 截瘫：双下肢运动功能完全丧失。

3) 偏瘫：一侧肢体运动功能完全丧失。

4) 单全上肢和双小腿缺失。

5) 单全下肢和双前臂缺失。

6) 双上臂和单大腿（或单小腿）缺失。

7）双全上肢或双全下肢缺失。

8）四肢在手指掌指关节（含）和足跗跖关节（含）以上不同部位缺失。

9）双上肢功能极重度障碍或三肢功能重度障碍。

（2）肢体残疾二级：基本上不能独立实现日常生活活动，并具备下列状况之一。

1）偏瘫或截瘫，残肢保留少许功能（不能独立行走）。

2）双上臂或双前臂缺失。

3）双大腿缺失。

4）单全上肢和单大腿缺失。

5）单全下肢和单上臂缺失。

6）三肢在手指掌指关节（含）和足跗跖关节（含）以上不同部位缺失（一级中的情况除外）。

7）二肢功能重度障碍或三肢功能中度障碍。

（3）肢体残疾三级：能部分独立实现日常生活活动，并具备下列状况之一。

1）双小腿缺失。

2）单前臂及其以上缺失。

3）单大腿及其以上缺失。

4）双手拇指或双手拇指以外其他手指全缺失。

5）二肢在手指掌指关节（含）和足跗跖关节（含）以上不同部位缺失（二级中的情况除外）。

6）一肢功能重度障碍或二肢功能中度障碍。

（4）肢体残疾四级：基本上能独立实现日常生活活动，并具备下列状况之一。

1）单小腿缺失。

2）双下肢不等长，差距大于等于 50mm。

3）脊柱强（僵）直。

4）脊柱畸形，后凸大于 70 度或侧凸大于 45 度。

5）单手拇指以外其他四指全缺失。

6）单手拇指全缺失。

7）单足跗跖关节以上缺失。

8）双足趾完全缺失或失去功能。

9）侏儒症（身高小于等于 1300mm 的成年人）。

10）一肢功能中度障碍或两肢功能轻度障碍。

11）类似上述的其他肢体功能障碍。

5. 智力残疾分级　按 0~6 岁和 7 岁及以上两个年龄段发育商、智商和适应行为分级。0~6 岁儿童发育商小于 72 的直接按发育商分级，发育商在 72~75 之间的按适应行为分级。7 岁及以上按智商、适应行为分级。当两者的分值不在同一级时，按适应行为分级。WHO–DAS Ⅱ 分值反映的是 18 岁及以上各级智力残疾的活动与参与情况。智力残疾分级见表 2–5–6。

表 2-5-6 智力残疾分级

级别	智力发育水平		社会适应能力	
	发育商（DQ）0~6岁	智商（IQ）7岁及以上	适应行为（AB）	WHO-DAS Ⅱ 分值 18岁及以上
一级	≤25	<20	极重度	≥116 分
二级	26~39	20~34	重度	106~115 分
三级	40~54	35~49	中度	96~105 分
四级	55~75	50~69	轻度	52~95 分

适应行为表现：

极重度——不能与人交流，不能自理，不能参与任何活动，身体移动能力很差；需要环境提供全面的支持，全部生活由他人照料

重度——与人交往能力差，生活方面很难达到自理，运动能力发展较差；需要环境提供广泛的支持，大部分生活由他人照料

中度——能以简单的方式与人交流，生活能部分自理，能做简单的家务劳动，能参与一些简单的社会活动；需要环境提供有限的支持，部分生活由他人照料

轻度——能生活自理，能承担一般的家务劳动或工作，对周围环境有较好的辨别能力，能与人交流和交往，能比较正常地参与社会活动；需要环境提供间歇的支持，一般情况下生活不需要由他人照料

6. 精神残疾分级　18岁及以上的精神障碍患者依据 WHO-DAS Ⅱ 分值和适应行为表现分级，18岁以下精神障碍患者依据适应行为的表现分级。

（1）精神残疾一级：WHO-DAS Ⅱ 值大于等于 116 分，适应行为极重度障碍，生活完全不能自理，忽视自己的生理、心理的基本要求。不与人交往，无法从事工作，不能学习新事物。需要环境提供全面、广泛的支持，生活长期、全部需他人监护。

（2）精神残疾二级：WHO-DAS Ⅱ 值在 106~115 分之间，适应行为重度障碍，生活大部分不能自理，基本不与人交往，只与照顾者简单交往，能理解照顾者的简单指令，有一定学习能力。监护下能从事简单劳动。能表达自己的基本需求，偶尔被动参与社交活动。需要环境提供广泛的支持，大部分生活仍需他人照料。

（3）精神残疾三级：WHO-DAS Ⅱ 值在 96~105 分之间，适应行为中度障碍，生活上不能完全自理，可以与人进行简单交流，能表达自己的情感。能独立从事简单劳动，能学习新事物，但学习能力明显比一般人差。被动参与社交活动，偶尔能主动参与社交活动。需要环境提供部分的支持，即所需要的支持服务是经常性的、短时间的需求，部分生活需由他人照料。

（4）精神残疾四级：WHO-DAS Ⅱ 值在 52~95 分之间，适应行为轻度障碍，生活上基本自理，但自理能力比一般人差，有时忽略个人卫生。能与人交往，能表达自己的情感，体会他人情感的能力较差。能从事一般的工作，学习新事物的能力比一般人稍差。偶尔需要环境提供支持，一般情况下生活不需要由他人照料。

7. 多重残疾分级　按所属残疾中残疾程度最重类别的分级确定其残疾等级。

（桑德春　李建军）

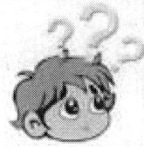

思考题

1. 试述运动系统的组成和主要功能。
2. 人体发育有哪些基本规律?
3. 中枢神经系统损伤后恢复理论有哪些?
4. 残疾的概念是什么?

第三章 康复医学的手段与方法

> **学习目标**
> 1. 熟悉康复预防、康复评定、康复治疗的方法。
> 2. 掌握康复医学的工作方式,康复流程、康复目标和计划的制定,康复病历的内容。
> 3. 了解康复对象的医疗管理和全面管理。

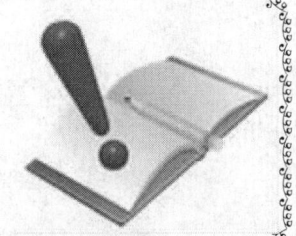

康复医学作为一个独立学科,在康复治疗的手段、康复治疗的工作方法、康复对象的管理等方面形成了符合自身规律的特点。做好康复医疗工作需要全面掌握康复医学的知识和方法,按照康复流程和康复医学的工作方式服务于康复对象。

第一节 康复医学的手段

康复医学的手段包括康复预防、康复评定、康复治疗,下面分别进行介绍。

一、康复预防

康复预防是指在伤、病、残的发生前后采取措施,防止残疾及功能障碍的发生、发展或减轻其程度。康复预防分为三级,即一级预防、二级预防和三级预防。

(一) 一级预防

一级预防又称初级预防,是指预防各种致残性疾病、损伤、发育畸形、精神创伤的发生。一级预防是康复预防的基础和关键,做好一级预防,可减少70%的残疾发生率。一级预防的主要措施有以下几个方面。

1. 进行健康教育,增强防病意识,建立良好的生活习惯,选择适宜的运动,促进心理健康。
2. 预防接种,防止某些传染病的发生。
3. 预防先天性疾病,防止近亲结婚,做好优生优育的宣传工作和围生期保健。
4. 减少慢性病及老年病的致病因素,及时诊治与康复,开展老年保健活动。
5. 防止意外事故的发生,制订安全措施,进行安全教育。
6. 合理用药,控制药物的副作用。
7. 合理营养,防治营养不良。

8. 限制或禁止吸烟、饮酒。

9. 改善社会环境，减少理化因素对机体的影响。

（二）二级预防

二级预防又称次级预防。在已发生伤病后，及早发现、早期治疗，将疾病的损害控制在最低水平，防止残疾的发生。二级预防需要许多学科的临床工作者共同参与，做好二级预防可使残疾的发生率降低10%～20%，其措施有几方面。

1. 早发现　定期、早期进行各种检查，做到早发现、早诊断。

2. 早治疗　健全各级医疗卫生网络，在早发现、早诊断的基础上，尽早采取相应的治疗措施，防止残疾的发生。

3. 控制危险因素　改良生活方式，有效地控制各种危险因素，遏制疾病发展和恶化。

4. 预防并发症　在治疗原发病的基础上，预防并发症，避免继发性残疾出现。

5. 早期康复治疗介入　康复治疗的早期介入有利于促进身心功能恢复、防止功能障碍。

（三）三级预防

当残疾出现后，采取措施防止发生严重残疾。三级预防主要包括以下几方面。

1. 开展康复治疗　尽早、正确地选择和开展物理治疗、作业治疗、功能训练、心理治疗等康复治疗。

2. 提高日常生活活动能力　在开展康复治疗的过程中，重视提高日常生活活动能力训练，增加康复治疗的实用性，帮助残疾人回归家庭和社会。

3. 开展职业康复　通过职业咨询、指导、评价、训练、安置等措施，帮助残疾人重返工作岗位。

4. 开展教育康复　为残疾人提供各种合适的教育机会，获得受教育的权利。

二、康复评定

（一）康复评定的概念

康复评定（rehabilitation evaluation）是对患者功能状态和潜在能力的判断，也是收集评定对象的病史和相关资料，通过检查和测量，对结果进行比较、综合、分析、解释，最后形成结论和障碍诊断的过程。通过康复评定可以客观、准确地发现和确定障碍发生的原因、性质、种类、特征、范围、程度以及预后，为康复预防和制定康复目标、康复治疗计划提供科学依据，是康复目标得以实现和康复治疗得以实施的先决条件。

康复评定和临床诊断有同样重要的意义，但却有本质的不同。临床诊断是对病人疾病及病理的判断。康复评定的对象是所有需要接受康复治疗的功能障碍者。康复评定是把评定对象作为一个完整的社会人，全面评估躯体功能、活动能力和参与能力等情况，确定其生存状况和质量。障碍的性质、种类、部位、程度、发展趋势、预后和转归等判断就成为康复评定的核心，是制定康复治疗计划的基础。

（二）康复评定的目的

康复评定是康复医学的重要组成部分，贯穿于康复治疗的始终。康复治疗过程中需要通过定期的康复评定来制订、实施、修改和完善治疗方案。康复评定在残疾的判断和治疗过程中起着非常重要的作用。

1. 明确功能障碍情况　通过康复评定明确患者功能障碍的原因、性质、种类、特征、范围、程度，功能的代偿能力以及了解家庭环境、社会环境对患者的影响。

2. 确定康复目标　康复目标分为近期目标和远期目标。近期目标是实现远期目标的基础和具体步骤，是康复治疗过程中的阶段性结果。远期目标是康复治疗结束或出院时所达到的效果。

3. 制定康复治疗计划　制定治疗计划包括确定治疗原则、具体措施和选择治疗方法。治疗方法有运动疗法、理疗、作业疗法、语言疗法、心理治疗、文体治疗、康复工程疗法、社会康复等，根据患者实际需要选择。

4. 判定康复疗效　在阶段性治疗后进行再次评定，通过与初期评定的结果和正常值进行比较，可以判断疗效的优劣、治疗方法是否正确、下一治疗阶段中是否需要修改治疗计划等。

5. 判断预后　通过对障碍进行全面评定，治疗人员可以对患者的恢复进行预测判断，为制定更加切实可行的康复目标和治疗计划提供依据，使患者及家属对未来有恰当的预期值和心理准备，能够更积极地配合康复治疗。

6. 预防障碍的发生和发展　通过康复评定，及早发现问题并据此判断今后可能发生的问题和安全措施，将阻止功能障碍或残疾的发生和进展。

7. 为残疾等级的划分提出标准　通过评定伤者治疗后临床症状稳定时的器官损伤、功能障碍、日常生活、工作、学习、社会交往能力和对医疗、护理依赖的程度等情况，划分残疾程度等级。

（三）康复评定的内容

康复评定是评定患者的躯体、精神、言语心理、社会和职业等多方面内容。

1. 躯体方面　躯体方面包括循环系统等主要脏器功能、关节活动度、肌力、肌张力、肢体运动功能、协调与平衡能力、感觉、反射、日常生活活动能力等评定。

2. 精神方面　包括智力测验，性格测验，情绪测验，神经心理功能测验等。

3. 言语方面　主要包括失语症和构音障碍的评定。

4. 社会方面　包括社会活动能力，就业能力，生存质量等。

5. 职业方面　包括职业适应能力、职业前评定等内容。

（四）康复评定的方法

1. 定性分析　定性分析是反映事物质的规律性的描述性资料，从整体上把握评定对象的特性。包括观察法和调查法。观察法是观察者凭借感觉器官或其他辅助工具，对患者进行有目的、有计划地考察的一种方法。调查法是以提出问题的形式收集被检查者的有关资料的一种方法。

定性分析的优点是不受场地限制，不需要昂贵的仪器设备，短时间内就可以对患者的情况作出大致的判断。缺点是有一定的主观性。

2. 半定量分析　半定量分析是将定性分析中所描述的内容分等级进行量化的方法。半定量分析比定性分析准确，但量化不够精确。

半定量分析常用的方法是量表法。量表法是运用标准化的量表对患者的功能进行测定的一种方法，分等级量表法和总结量表法。等级量表是将功能按某种标志排成顺序，常采用数字或字母将功能情况进行定性分级。总结性量表由一系列技能或功能活动组成，根据被试者的表现，对每一项技能或功能活动进行评分。

3. **定量分析**　定量分析是通过测量获得并以数量化的方式说明其分析结果。定量分析的结果精确，可发现事物的规律和关系，把握本质，预测发展趋势。

定量分析有视觉模拟尺法和仪器测量法等。视觉模拟尺法是通过使用一条标有刻度的直线来定量评定某种障碍或症状的一种方法。仪器测量法是利用仪器设备，对被试者的某一生物或功能性变量进行直接测量，获得绝对值的量化记录的方法。

三、康复治疗

康复治疗是康复医学的主要内容，是康复医学与其他临床医学治疗特征的区别之处。康复治疗是以康复评定的结果为依据，制定康复目标和康复计划。全面的康复治疗方案包括协同、合理地使用各种可能的治疗手段和措施。目前常用的康复治疗方法有以下几种。

（一）物理疗法

物理疗法（physical therapy，PT）包括运动疗法和理疗。

1. **运动疗法**　是指通过徒手或借助器械改善患者各种功能的运动方法。包括体位变换、姿势改善、关节活动度和肌力的维持与增强、改善或增强运动的协调性、改善机体平衡等。这些能有效地、针对性地、循序渐进地改善丧失或减弱的运动功能，同时可以预防和治疗肌肉萎缩、关节僵直、骨质疏松、局部或全身畸形等并发症。另外，运动疗法还可改善不正常的运动模式，增强肌肉力量，改善机体的协调性和平衡性以及对运动的耐力等。

2. **理疗**　是指利用电、光、声、磁、冷、热和力等物理因子治疗的方法。这些物理治疗对炎症、疼痛、痉挛、防止瘢痕增生和改善局部血液循环障碍有着较好的效果。

（二）作业疗法

作业疗法（occupational therapy，OT）是为使患者的功能恢复，从日常生活活动、手工操作劳动、文娱活动和认知活动中选择一些有一定针对性、能恢复患者功能和技巧的作业内容进行训练，使患者缓解症状、改善功能的治疗方法。作业训练项目应根据患者的性别、年龄、兴趣、原来的职业和障碍的情况等进行选择。

作业疗法的内容包括：功能性作业疗法、心理作业疗法、日常生活活动训练、就业前评价和就业前训练。常用的方法有进食、梳洗、穿衣、各种转移和移乘等日常生活活动，木工、纺织、刺绣、制陶、手工艺品制作等手工操作，以及使用套环、七巧板、书法、绘画和各种有价值的游戏等文体活动。作业疗法人员还要通过制作一些自助具、简单夹板，帮助患者克服肢体功能的障碍，训练装配假肢、矫形器和轮椅等的正确使用。对于有心理和认知能力障碍的患者，要对他们进行心理素质和认知的作业训练。

（三）言语疗法

言语疗法（speech therapy，ST）是对脑卒中、颅脑外伤后或小儿脑瘫等引起语言交往障碍的人进行评定、治疗的方法。常见言语障碍的种类有：听觉障碍、语言发育迟缓、失语症、言语失用、运动障碍性构音障碍、器质性构音障碍、功能性构音障碍、发音障碍和口吃等。

言语治疗建立在言语功能评定的基础上，通过评定，明确诊断，决定康复治疗的方针和具体的计划。常用的评定方法包括听觉检查、语言能力检查、口语检查等。根据评定结果，针对性地选用相应的康复治疗方法恢复其交流功能。

（四）心理治疗

心理治疗（psychotherapy）是通过观察、谈话、实验和心理测验（性格、智力、意欲、人格、神经心理和心理适应能力等）对患者进行心理学诊断后，再进行心理咨询和心理治疗的方法。常用的心理治疗有精神支持疗法、暗示疗法、行为疗法、松弛疗法、催眠疗法和音乐疗法等。

（五）文体治疗

文体治疗（recreation therapy，RT）是通过文娱和体育的方式，改善患者各种功能状态的方法。体育和文娱活动不但可以增强肌力和耐力，改善平衡和运动协调能力，还能增强患者的信心，使其得到娱乐，从而改善患者的心理状态。可根据患者的功能情况，选择一些力所能及的文体活动进行功能训练，使患者在娱乐和竞争中得到功能恢复。

（六）康复护理

康复护理是用护理学的方法照料残疾者，在一般的治疗护理基础上，采用与日常生活活动密切相关的运动治疗、作业治疗的方法，帮助残疾人进行自理生活功能训练。康复护理不同于治疗护理，其突出的特点是使残疾人从被动地接受他人的护理转变为自我护理。

康复护理内容有：在病房中训练患者利用自助具进食、穿衣、梳洗、排泄，做关节的主动、被动活动等，目的是把整体康复治疗效果转变为适用性动作，方便患者生活。

（七）中国传统治疗

中国传统治疗（traditional chinese medicine，TCM）是利用中国传统的治疗方法，达到防病、治病目的。中国传统治疗方法在康复治疗中有其自身的特点，可将中药、针灸、推拿按摩、气功、武术、五禽戏、八段锦等治疗手段合理地应用于治疗中，促进功能恢复。

（八）康复工程

康复工程（rehabilitation engineering，RE；P&O）是应用现代工程学的原理和方法，研制康复器械以减轻、代偿或适应患者残疾的科学。内容包括康复评定设备、功能恢复训练器械、假肢、矫形器、支具的制作和无障碍建筑改造等，以恢复、代偿或重建患者的功能，为回归社会创造条件。

（九）社会服务

社会服务（social work，SW）是指从社会的角度，采取各种有效措施为残疾人创造一种适合其生存、创造、发展、实现自身价值的环境，并使残疾人享受与健全人同等的权利，达到全面参与社会生活的目的。

为了满足患者社会生活的需要，应对患者的生活理想、家庭成员构成情况和相互关系、社会背景、家庭经济情况、住房情况、社区环境等社会适应能力进行评定。同时评估患者对各种社会资源如医疗保健、文化娱乐和公共交通设施的利用度。在评定的基础上制定出相应的工作目标和计划，以帮助患者尽快熟悉和适应环境，正确对待现实和将来，向社会福利、服务、保险和救济部门求得帮助，并为治疗小组的其他成员提供病人的社会背景信息。

（十）职业康复

职业康复（vocational rehabilitation）指提供职业服务，如职业指导、职业训练和有选择地安置工作，使精神或躯体残疾者能够有适当职业。

通过对患者致残前的职业史、职业兴趣、工作习惯、作业速度、工作功能、作业耐久性以及辅助器具应用的可能性等职业适应能力的评定，制定出康复治疗、训练、安置和随访等一系列工作目标和计划，为残疾人选择一种能够充分发挥其潜能的最适宜项目，进行职业康复治疗，为回归社会打下基础。

第二节 康复医学的工作方法

一、康复医学的工作方式

康复医学跨学科的特点决定了其团队的工作方式。也就是说，由多个学科的专业人员组成康复治疗组（team work），在整个康复流程中始终是通过康复治疗组的集体治疗方式，来完成康复治疗工作。

康复工作强调各专业之间的通力协作，这种合作包括学科间合作和学科内合作。康复医学主要是针对患者的功能障碍进行医疗工作。功能障碍可表现为躯体功能障碍、心理功能障碍、社会功能障碍等各个方面。要想解决这些问题，仅靠康复医学一门学科是难以完成的，需要保健医学、预防医学、临床医学、工程学、教育学、社会学等学科相互联系、相互渗透、相互配合，全方位地开展康复治疗工作，达到整体康复的目的，取得理想的康复治疗效果。在康复医学内部也是如此，单一的康复专业是不能解决患者所出现的诸多复杂问题的，同样需要康复医学各专业人员的相互配合，围绕一个共同的康复治疗目标进行治疗，才有可能取得康复治疗效果。

在康复治疗组中，康复医师是组织者和协调人，主要成员有物理治疗师、作业疗法师、言语治疗师、心理治疗师、康复工程师、文体治疗师、社会工作者等。康复治疗组是由康复医师接收病人后进行检查和评定，根据患者的康复问题点，选择相关的专业人员组成的（图3-2-1）。

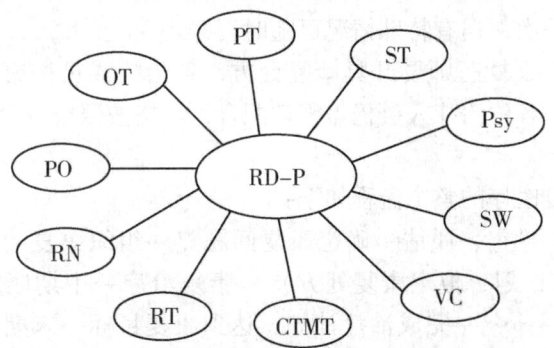

图3-2-1 康复治疗组的组成

RD：康复医师　P：患者　PT：物理疗法师　OT：作业治疗师　ST：言语疗法师　Psy：心理疗法师　PO：假肢与矫形器师　SW：社会工作者　VC：职业顾问　CTMT：中医技师　RT：文体疗法师　RN：康复护士

在康复治疗的整个流程中，康复治疗组各位成员从不同角度对患者进行评定，康复评定会上各抒己见，讨论患者的康复问题点、康复目标、康复计划、预后、转归等，最后由康复医师归纳总结，制定一个完整的、分阶段的康复治疗目标和计划，各位治疗组成员分工、完成。

康复治疗组的工作方式可以处理患者多方面的问题，将各治疗专业的技术整合，有利于提高康复治疗效果和治疗效率。

二、康复流程

在不同的康复工作环境中康复流程有所不同，大体上可分为专业康复流程和社区康复流程。

（一）专业康复流程

专业康复流程是指患者在康复医疗机构中接受康复治疗所要遵循的基本规律和程序，这些康复医疗机构有综合医院的康复医学科、康复中心、康复医院等。专业康复流程包括门诊康复流程和病房康复流程，两者的区别在于是否住院，其程序基本一致。

患者就诊后可在门诊接受治疗，也可以收入医院进行治疗。决定接受患者康复治疗后，要和患者及家属进行交谈。谈话的目的是要了解患者的疾病和治疗过程、既往病史、家族史、个人社会生活史、职业史、心理史、对康复的认识、今后的打算等，同时要介绍相关的康复医学知识、本次治疗的目的、治疗的基本方法、需要注意的问题等，以争取患者的配合，顺利完成康复治疗工作。

在康复治疗前要对患者进行系统、全面的康复评定。评定的方法包括体格检查、客观检查、康复医学的评估方法等。通过康复评定寻找患者的康复问题点，为制订康复目标和计划做准备。康复评定分各治疗成员的评定和康复治疗组的整体评定，康复治疗组的整体评定多通过康复评定会的形式进行。康复评定会一般分初期康复评定会、中期康复评定会、末期康复评定会。初期康复评定会重点讨论患者的康复问点、康复的有利因素和不利因素、康复目标、康复计划、康复周期、康复预后、患者转归等。中期康复评定会重点讨论患者治疗后的变化情况、分析各种变化的原因、目前的问题点、是否要修订康复目标和计划、下一步的治疗方法等。末期康复评定会重点讨论康复目标和计划完成情况、目前状况、出院后指导等。召开康复评定会的时间根据患者的疗程确定，比如患者的疗程是三个月，可每一个月召开一次，遇有特殊情况可随时召开。

每次康复评定会后康复医师要开具康复处方，各治疗成员按康复处方进行各自的治疗。康复治疗过程中，各位治疗人员仍需密切配合，严格按照康复处方的要求进行康复治疗工作。

归纳起来专业康复医疗的整个流程如下：

接诊患者→交谈→检查、评估→确定康复问题点→组织康复治疗组→初期康复评定（制定康复目标、治疗计划、拟定康复处方）→康复治疗→中期康复评定（调整治疗方案）→继续康复治疗→……→完成治疗计划、达到康复目标→末期康复评定（出院后指导）→结束治疗→出院（回归家庭或社会）。

（二）社区康复流程

社区康复是依靠社区的社会化资源进行的，在社会化工作体系的基础上，制定社区工作计划和组织完成其计划的工作队伍,培训社区康复工作人员,根据康复需求情况,开展康复服务工作。

单从康复治疗上讲,社区康复流程与专业康复有类似的地方,但其康复服务面、服务内容和所需要的技术与专业康复有很大的不同,决定了社区康复流程的特殊性。首先,要对社区康复对象进行康复需求调查,进行康复评定。患者的康复需求,应该由康复专业人员在康复评定的基础上作出判断,以决定需要采取的康复服务内容。社区康复医疗应该与专业康复医疗之间建立联系,以保证患者整体治疗的连续性,共同构建康复治疗的网络,提供双向转诊途径,提高康复治疗质量。

社区康复评定也可以定期、分次进行,分初期康复评定、中期康复评定和末期康复评定。评定的内容和方法可参考专业康复,但强调简洁、明了、易操作。社区康复治疗技术要简单、易行、实用、针对性强。社区康复治疗的过程中,更加强调各部门、各专业的协调和配合,注重康复治疗的全面性,把提高家庭和社会生活质量作为主要目标。

目前我国常采用的社区康复流程如图3-2-2所示。

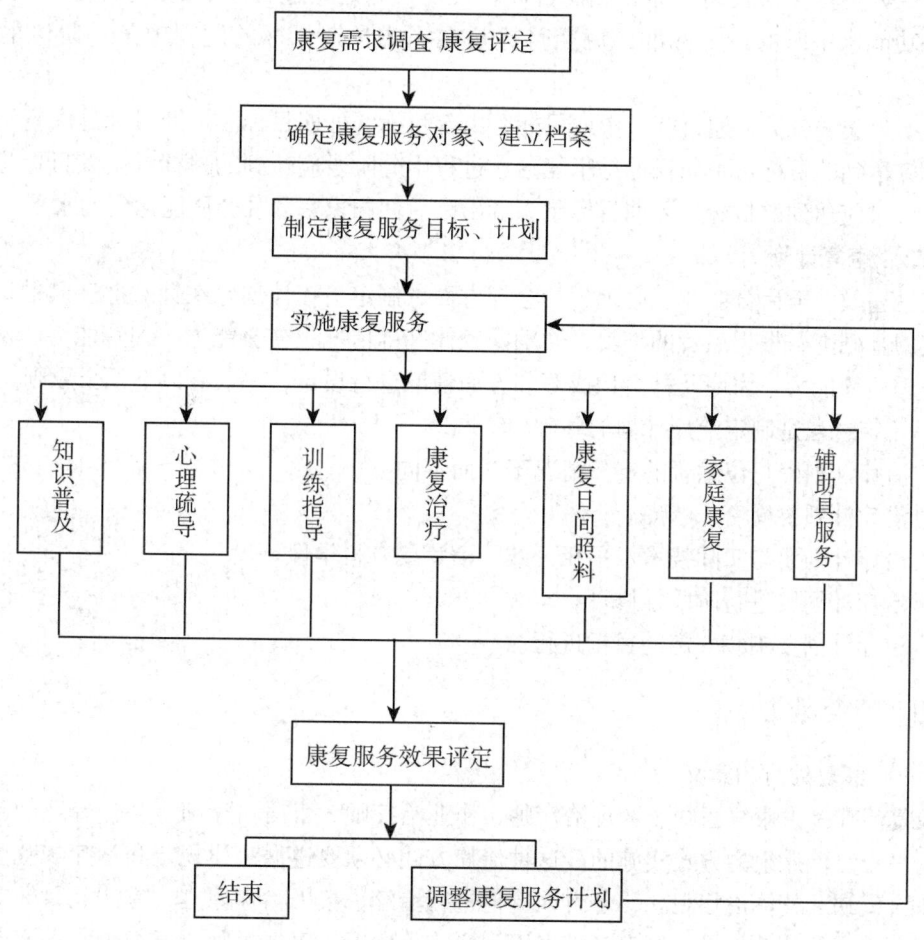

图3-2-2 社区康复流程

三、康复目标与康复计划

康复目标和康复计划是在康复评定的基础上制定的。根据康复评定的结果，对患者存在的问题作出客观判断，制定出符合患者实际的康复目标和与之相应的康复计划。

(一) 康复目标

康复的目标要以患者为中心，致力于患者的功能、日常生活能力的提高，使患者能够回归家庭和社会。康复目标因患者障碍的情况和程度不同而有所差异，确定康复目标也受患者年龄、性别、身体状况、职业等的影响。需要注意的是各专业的康复目标要与整体的康复目标相一致，不能将恢复职业和经济自立作为康复的唯一目标，也不要因为康复目标的多样化而不去确立具体的康复目标，应尊重客观实际，制定合理的康复目标和治疗计划，争取最好的治疗效果。

康复目标的分类有两种方法。一种方法是两期分类法和四期分类法。目前，我国常用的是两期分类法。

两期分类法分为长期目标和短期目标。长期目标是经过治疗上的最大努力，患者达到最好功能水平时的一个标准；短期目标是在完成长期目标的过程中某一阶段的治疗标准。

四期分类法分为近期目标、中期目标、出院目标、远期目标。近期目标是康复治疗初步阶段应达到的目标，中期目标是康复治疗过程中分阶段应达到的目标，出院目标是患者治疗结束时应达到的目标，远期目标是患者出院后回归家庭和社会所能达到的水平。

(二) 康复计划

前已述及，障碍分躯体、心理、社会等方面，制定治疗计划要在针对上述问题进行全面评定的基础上，根据患者的年龄、性别、身体基础情况、交流能力、理解能力、文化水平、心理适应能力，家庭及社会构成等多方面情况进行设定，一般有以下几个原则。

1. 评定过程是制定治疗计划的基础。
2. 治疗计划因每位患者的实际情况不同而不同。
3. 治疗计划要周密、严谨。
4. 治疗计划要与实际技术水平相一致，治疗要有科学性。
5. 治疗计划要进行阶段性修订。
6. 治疗计划要围绕一定的目标进行。

四、康复处方

(一) 康复处方的意义

康复治疗是由康复医师、物理治疗师、作业治疗师、言语治疗师等多种专业的治疗人员共同以康复治疗组的方式实施的。这种治疗方式必须要遵循法律规定和诊疗规范。如果各专业人员缺乏整体治疗观念，各自独立地进行治疗，会因治疗原则、方法、目标等的不统一而影响康复治疗效果，给患者带来不利影响。所以，康复医师要通过康复评定会的形式统一各专业的治疗目标、原则、方法，以康复治疗处方的形式明确各治疗成员所要完成的康复治疗工作。

康复治疗处方是康复医师向康复治疗人员下达治疗指令的医疗文件，具有法律效应，康复医师负有相应的责任。如同其他医学科的治疗处方一样，康复处方是完成各项治疗的依据，各治疗人员应坚决地执行。在康复处方中，康复医师要向治疗师明确地指出治疗的目的和具体方法，使治疗组成员的治疗目标和治疗手段达到一致。康复处方作为医疗文件，可为康复治疗和管理提供永久的记录。

（二）康复处方的种类

康复处方的种类较多，涵盖所有康复治疗项目，列举如下。

1. 运动疗法处方。
2. 理疗处方。
3. 作业疗法处方。
4. 言语疗法处方。
5. 文体疗法处方。
6. 心理治疗处方。
7. 辅助具处方。
8. 中医传统疗法处方。
9. 其他处方。

（三）康复处方的内容

康复治疗处方中应当明确提出康复治疗的目标、康复治疗方法及内容、康复治疗过程中的注意事项和禁忌证。各治疗组成员有义务向康复医师提供患者的详细信息，以利于制定出最符合实际的康复处方。康复处方并非是一成不变的，可根据患者和治疗的进展情况进行调整，拟定新的处方。

康复处方要在全面、系统的康复评定基础上制定，要分清患者的主要问题和次要问题，设计好治疗程序，使康复处方更加合理。康复处方的制定要以功能障碍为基准，围绕康复所涉及到的问题提出治疗方针、治疗训练的方法。

1. 康复治疗处方的内容有以下几个方面。

（1）一般项目（姓名、性别、年龄、病案号）。

（2）疾病诊断和残疾状态。

（3）主要存在的问题。

（4）治疗种类。

（5）治疗部位。

（6）治疗目的。

（7）治疗方法。

（8）治疗持续时间。

（9）治疗的频度和总次数。

（10）注意事项等。

2. 康复处方范例　患者××，女，62岁，脑出血恢复期（左侧基底节区、高血压性），右侧偏瘫，失语，肩关节半脱位。

(1) 问题点

1) 右侧偏瘫，肌张力高。

2) 关节挛缩（右肩关节、右踝关节）。

3) 右肩关节半脱位伴疼痛。

4) 失语。

5) 步行障碍。

6) 耐久力下降。

7) 日常生活活动能力自理困难。

8) 需要房屋改造。

(2) 物理疗法处方

1) 右侧偏瘫和右肩关节半脱位：①进行偏瘫功能评定。②右侧上下肢运动功能训练，降低肌张力，诱发分离运动。③纠正肩关节位置。④右肩关节的理疗。⑤右踝关节的生物电反馈治疗，促进右踝关节的背曲。

2) 关节挛缩：①进行关节活动范围的评定。②进行关节活动范围维持及扩大训练。

3) 耐久力下降和步行障碍：①进行坐位和立位平衡训练和耐久力训练。②进行平衡杠内步行训练。③评定下肢功能，是否使用矫形器。

4) 日常生活活动能力自理障碍：进行卧位、坐位、立位的基本日常生活活动能力训练。

(3) 作业疗法处方

1) 右侧偏瘫和右肩关节半脱位：①进行偏瘫功能的评定。②降低肌张力，克服异常模式，诱发分离运动。③选用适合的肩吊带，纠正肩关节位置，强化肩关节周围肌肉力量。④进行功能性作业疗法训练。

2) 关节挛缩：①进行关节活动范围的评定。②进行关节活动范围维持及扩大训练。③进行功能性作业疗法训练。

3) 肌力下降和耐久力下降：以改善坐位平衡和耐久力为目的，进行功能性作业疗法训练。利用站立台进行功能性作业疗法训练。

4) 房屋改造：配合相关部门，进行家庭房屋考察，提出改造意见。

5) 日常生活活动能力自理障碍：进行卧位、坐位、立位的基本日常生活活动能力训练。

(4) 言语治疗处方

1) 失语：进行言语功能评定，从听、说、读、写几方面进行理解和表达训练。

2) 日常生活活动能力自理困难：评定日常生活动作中的交流能力，并进行训练，建立交流途径。

(5) 康复治疗目标

1) 近期目标：改善患肢功能，提高语言交流能力，提高日常生活活动能力。

2) 远期目标：日常生活活动能力基本自理，回归家庭或回归社会。

(6) 注意事项：治疗过程中注意观察血压、脉搏等变化，治疗要循序渐进，从小量开始，避免进行抗阻力运动。

五、康复病历

康复病历是针对康复治疗患者建立的具有专科特点的病历，是对患者进行问诊、体格检查、各种客观检查、功能及障碍评定、康复治疗等的综合记录，是具有法律效应的重要医学文件，是康复诊疗水平的反映。

（一）康复病历的特点

康复病历，因康复治疗的特殊性决定了与其他临床学科病历的不同，具有以下特点。

1. 康复病历的功能特性　前已述及，康复医学是研究功能和功能障碍的学科。作为记录康复医疗全部内容的康复病历，理应围绕着功能和功能障碍确定其格式和内容。与其他临床学科病历以疾病为中心不同，康复病历更加重视伤病所引起的功能障碍。在康复病历中应该反映出功能的水平、功能障碍的部位、功能障碍的性质、功能障碍的程度、功能障碍的诊治经过、功能障碍的治疗效果等。

普通临床病历只重视对临床症状和病理体征的描述，康复病历则要对运动、感觉、言语、认知、心理、活动能力、参与能力等进行系统的评定和记录，并作为解决患者问题、判断康复治疗效果的依据。

2. 康复病历的全面特性　康复治疗的目标是要使患者从医学上、教育上、职业上和社会上全面地得到康复。因此，康复病历的内容应全面反映出患者的躯体功能状态、心理状态、生活方式和自理能力、职业状况、社会生活情况等资料，并尽可能地体现出对其综合、全面评估的量化结果。这些结果，可以以文字形式记录，也可以通过表格形式记录。表格设计要简单、易行、重点突出，要准确地反映出所要记录的实际情况。

病例中要体现出伤病所致残疾对患者日常生活、参与社会活动和就业的影响。同时，对支持患者的家人或有关人员的情况、辅助具的使用情况也需做详细的记录。

3. 康复病历的跨科特性　康复医学具有跨学科的性质，一份完整的康复病历需要由一个具有跨科性质的康复治疗组成员共同采集、完成。

康复病历绝大部分内容由康复医师完成，包括病历首页、住院病历、首次病程记录、病程记录、各种操作记录、上级医师查房记录、康复评定会记录、康复处方、长短期医嘱、出院记录等。各项辅助检查报告由各医技科室填写。各项康复治疗评定报告结果由各康复治疗科室提供，如 PT 评定报告、OT 评定报告、ST 评定报告等。康复病历由康复医师负责整理，收集所有资料，患者出院后提交给病案室管理。

康复病历的跨学科特性体现出以下几种功能：

（1）认识的功能：指把握患者的整体需求。对患者的治疗要有整体观念，要充分地了解患者的康复需求。不仅要了解认识患者躯体功能的障碍，同时还必须了解这种躯体功能障碍可能给患者在心理、生活、职业和社会能力等方面造成的影响、影响程度以及患者本人对康复疗效的期望值。只有对患者的情况有了全面认识，才有可能制定出切实可行的康复治疗目标和计划。

（2）预测的功能：是要对康复治疗的结果进行预测。在康复治疗组各成员对患者进行病历采集、体检和评定的基础上，康复治疗组作出综合、全面的评估，预测康复医疗后可能达到的康复目标。

(3) 构思的功能：指决定康复治疗的基本方针。康复治疗组在综合研究、分析患者评估材料的前提下，提出患者的近期和远期的康复治疗目标，明确患者的治疗方向。

(4) 计划的功能：指确定康复治疗的内容和责任的分工。在明确患者的康复治疗目标后，要围绕其目标制定康复治疗计划和方法，康复治疗组要针对康复治疗计划做出康复治疗的具体分工，确定康复治疗的工作内容。

(5) 完成的功能：指具体实施康复计划。根据康复治疗的总体计划，康复治疗组的成员按分工进行具体落实操作，完成各自的康复治疗项目，使康复治疗计划进入实施阶段。

(6) 总结功能：指评定康复治疗的结果。主要是对认识功能进行总结。这一功能贯穿于对患者康复治疗的全过程。也就是说，在康复治疗的进程中，要不断地对康复治疗的效果以及出现的问题等适时地进行研讨、总结，提出应对措施。

4. 康复病历的三期评定特性　康复治疗的特色是有治疗组的工作方式、固有的康复流程和康复评定的手段，康复病历应反映出这一特色。

完整的康复病历应当包含有初期评定、中期评定和末期评定等三期评定的内容。初期评定是在对患者制定康复计划和开始康复治疗之前进行的首次评定，一般是在患者入院后的一周内完成，它在整个康复治疗过程中起着至关重要的作用。中期评定在康复疗程的中期进行，原则上一个月评定一次。若患者住院时间较长，可进行多次。通过分析患者的功能变化情况、调整康复治疗计划，确保取得理想疗效。末期评定在康复治疗计划完成后、患者出院前一周或回归社会时进行。

三期康复评定的记录可较客观地反映患者的功能状况、治疗经过、康复目标和计划的完成情况、康复治疗效果、患者的去向等，这是区别于其他临床病历的关键之处。

（二）康复病历的分类

康复病历有不同的分类方式。按医疗部门可分为住院康复病历、门诊康复病历和社区康复病历，按病历的性质分综合康复病历和分科康复病历（表3-2-1）。

表3-2-1　康复病历的分类

种类	使用部门	书写者
按医疗部门分类		
住院康复病历	医院、康复中心等住院部	康复医师及治疗组成员
门诊康复病历	医院、康复中心门诊	康复医师及治疗组成员
社区康复病历	社区康复站	社区康复医务人员
按病历的性质分类		
综合康复病历	康复门诊、康复住院部	康复医师及治疗组成员
分科康复病历	OT、PT等康复治疗科室	康复治疗师

（三）康复病历的内容

1. 康复住院记录

(1) 一般项目：包括姓名、性别、年龄、婚姻、职业、籍贯、民族、文化程度、住址、工作单位、入院日期、记录日期、病史陈述者、可靠程度等。

(2) 主诉：主要症状、功能障碍及其出现时间。

(3) 现病史（病残史）：

1）时间：伤病及其所致功能障碍出现时间、持续时间。

2）诱因和原因：发病有无诱因。发病原因是先天的、外伤的、疾病的、手术后遗等哪一种，需明确记录。

3）部位和程度：伤病导致功能障碍的部位和程度。是单一障碍，还是符合障碍。

4）诊治经过：伤病出现后的诊断治疗过程，有无康复治疗。

5）治疗转归情况：伤病及其所致的功能障碍治疗后可能出现的情况有：固定不变、逐渐加重、时轻时重、好转、治愈等。

6）目前状况：入院时的伤病、各种功能状况。

7）障碍的影响：对日常生活、社会活动、上学、就业等方面的影响。影响程度分为三级，即Ⅰ级（完全不能自理）、Ⅱ级（部分不能自理）、Ⅲ级（完全自理），见表3-2-2。

8）辅助具的使用情况：包括矫形器、自助具、轮椅等使用情况。

9）康复的适应情况：有无康复治疗的禁忌，康复治疗的反应等。

10）与本次康复相关的伴随疾病及问题。

表3-2-2 障碍的影响程度

Ⅰ级（完全不能自理）	Ⅱ级（部分不能自理）	Ⅲ级（完全自理）
全部要依赖他人	需他人辅助完成	独自完成
	需他人监视和提示完成	
	使用辅助具完成	

(4) 既往史：各系统描述同普通临床病历。需要特殊记录与本次住院有关的伤病与功能障碍，如以往所患伤病是否遗留有功能障碍，以往伤病所致功能障碍与本次伤病所致功能障碍之间的关系，以往功能障碍是否影响此次康复治疗。以往所有的病症都要进行记录。

(5) 个人社会生活史：在个人社会生活史中儿童需记载生长、发育史。一般的记录内容如下。

1）生活方式：生活规律、运动、嗜好、习惯、兴趣、消遣。

2）家庭生活：女性要记录月经、婚姻状况、生育史，家庭中人口、关系、配偶情况、与配偶的关系、家庭经济状况，对儿童要了解在家庭中有无不正常的待遇，如歧视、虐待或过分宠爱。

3）居住条件：住房情况如何，包括居住地区（市区、市郊、乡村），住房楼层，住房条件或居室布置，门框及过道的宽度、厕所形式、厕所有无扶手，注意有无对残疾人构成通行障碍和使用障碍的建筑或设施。

4）邻居和社区情况：周围有无可给予帮助的邻居，是否参与社区、社团活动，在社会政治文化领域有无兼职，是否喜欢社交活动（与亲友、同事、同学来往情况）。

(6) 家族史：家族中有无患遗传性或遗传倾向性疾病，家庭成员的健康情况和疾病情况等。

(7) 职业史：职业经历与变动史、文化培训、特长、工作条件、环境、就业意向、再就业愿望、目前职业能否适应。

（8）心理史

1）本次伤病前，患者一向的性格、情绪、心态，有无精神和行为异常表现。

2）有无遇到重大事件：如家庭变故、不幸婚恋、重要疾病损伤、事业挫折、人际关系等引起的心理、情绪和精神改变。

上述病历内容的采集尽可能直接询问患者，同时要参考家人或其他熟悉患者的人提供的有关资料。在采集病史的过程中，医务人员的态度要端正、诚恳，向患者说明了解这些情况是进行康复诊断和治疗的需要，不能泄露患者的个人隐私，争取患者的信任与合作。

（9）体格检查和功能评估

一般体检内容和方法同普通临床检查，康复专科体检有以下重点内容。

1）体态、精神情绪、感觉器官情况。

2）呼吸系统：有无胸廓畸形，呼吸运动及肺通气能力是否受限，肺功能是否正常，咳嗽能力。

3）心血管系统：按常规体检方法进行，心脏情况与运动锻炼耐受量有关，应检查心脏有无异常。此外还要注意末梢循环情况，对穿戴假肢矫形器者，注意肢体局部有无受压影响血液循环，四肢末端皮肤是否冰凉，有无动脉阻塞、静脉曲张等征象。

4）腹部、泌尿生殖系统：按常规体检方法进行，但要注意在给痉挛性瘫痪患者作腹部检查时，宜先听诊后触诊和叩诊，以免刺激肠蠕动。对脊髓损伤病人有留置导尿管者，应注意尿道外口有无溃疡。此外，要注意检查肛门括约肌张力。

5）神经、骨关节、肌肉系统：要特别详细检查肌力、感知觉功能、关节活动度、骨骼关节畸形、步态，以及有关言语、认知功能等，对这些项目的检查方法和结果分析。

（10）辅助检查：记录与本次住院伤病相关的影像学及其他辅助检查结果。

（11）康复诊断：目前，我国使用比较多的康复诊断是以ICIDH的分类标准为依据确定的诊断方法。随着ICF推广使用，将来的康复诊断方法可能会有所变化。目前的康复诊断中要反映出致残性疾病、残损、残疾、残障和伴随疾病等内容。现以脑血管病为例介绍康复诊断。见图3-2-3。

康复诊断

1. 致残性疾病：脑出血恢复期（高血压性、右侧基底节区）
2. 残损：左侧偏瘫
3. 残疾：自理障碍
   　　　转移障碍
4. 残障：活动范围受限
   　　　就业困难
   　　　经济缩减
5. 伴随疾病：3级高血压（很高危）

图3-2-3　康复诊断

（12）医师签名

完整的康复住院记录如图3-2-4。

```
┌─────────────────────────────┐  ┌─────────────────────────────┐
│       康复住院记录            │  │         体检表格             │
│ 一般项目                      │  │ （1）一般体格检查表          │
│ 主诉_____              │  │ （2）专科体检表              │
│ 现病史（病残史）_____      │  │     神经系统检查表           │
│ _____          │  │     肌力检查表               │
│ _____          │  │     关节活动度检查表         │
│ _____          │  │     日常生活能力             │
│ 既往史_____          │  │     ………                     │
│ _____          │  │                             │
│ 个人社会生活史（儿童          │  │ （3）辅助检查_____         │
│ 为生长发育史）               │  │ 补充诊断        康复诊断     │
│ _____          │  │ 疾病名称：     1. 致残疾病： │
│ 家族史_____          │  │ 医师签名：     2. 残损：     │
│ _____          │  │ 时间            3. 残疾：    │
│ _____          │  │ 修正诊断        4. 残障      │
│ 职业史_____          │  │ 疾病名称：     5. 伴随疾病： │
│ _____          │  │ 医师签名        医师签名     │
│ 心理史_____          │  │ 时间            时间         │
└─────────────────────────────┘  └─────────────────────────────┘
```

图 3-2-4　康复住院记录格式

2. 首次病程记录

（1）记录时间。

（2）一般情况：如患者姓名、性别、年龄、职业、主因"……"于何时入院。

（3）病例特点：高度概括病史及体检中有意义的内容，主要体现诊断和鉴别诊断所依据的各种资料。

（4）入院诊断。

（5）拟诊讨论：含诊断依据、鉴别诊断及诊疗计划讨论项，要有主管医师的独立分析记录。

（6）问题小结：列出患者躯体、心理、生活、学习、职业及社会生活等方面所存在的问题，也就是本次住院需要解决的康复问题。

（7）康复目标：近期目标、远期目标。

（8）诊疗计划

1）进一步检查计划。

2）会诊计划。

3）康复治疗计划。

（9）康复治疗组成员。

（10）注意事项。

（11）医师签名。

首次病程记录格式见图 3-2-5。

病 案 记 录

姓名　　　　　　　　　　　（第　页）　　　　　　　　病案号

首次病程记录

年　月　日

姓名　性别　年龄　职业　主因"＿＿＿＿＿＿＿＿＿"于何时入院。

病例特点：

入院诊断：

拟诊讨论（含诊断依据、鉴别诊断）：

问题小结：

康复目标：
　　1. 近期目标
　　2. 远期目标

诊疗计划：
　　1. 检查项目
　　2. 会诊计划
　　3. 康复治疗计划

康复治疗组成员：

注意事项：

医师签名

图 3-2-5　首次病程记录格式

3. 一般病程记录

（1）记录患者主诉、病情变化、诊断、康复治疗、预后判断等情况及分析。

（2）记录上级医师查房对病史、查体、问题小结、诊疗计划的补充，对病情的分析判断，对检查治疗的具体意见等。

（3）记录会诊、教学查房、各专业联合查房内容。

（4）记录特殊检查的结果及其判断、特殊治疗的效果及其反应、医嘱的更改及其理由，尤其重点药物及重点治疗方法的停用、使用并进行前后对比等。

（5）记录患者的思想情绪状况及对其家属、单位负责人谈话情况。

（6）记录日常工作中康复治疗组各成员的工作进程。

（7）记录出院前的全面体检，对转归进行分析。

（8）其他：患者住院期间可能出现的各种问题都需要记录。

4. 康复评定记录

（1）初期康复评定记录：内容包括主要功能障碍并完善问题小结，确定康复目标，治疗训练计划，预期效果及影响因素，注意事项等。

（2）中期康复评定记录：内容包括进行的治疗名称和经过、治疗效果、康复目标和治疗项目的修改及原因、下一步治疗计划或问题处理等。

（3）末期康复评定记录：内容包括康复治疗经过的总结、康复目标完成的情况、功能和能力提高程度、各种训练治疗的有效程度、康复治疗的经验和教训、出院后建议等。

第三节 康复对象的管理

一、康复对象的医疗管理

（一）康复对象的医疗管理流程

康复对象的医疗管理在机构康复、中间设施、社区康复等几个层面上进行。各种原因造成的功能障碍或残疾的康复治疗在不同时期、不同阶段要经历不同的治疗环境，采用不同的治疗方式，以完成系统康复治疗的全部过程，获得最佳的康复治疗效果。其流程见图3-3-1。

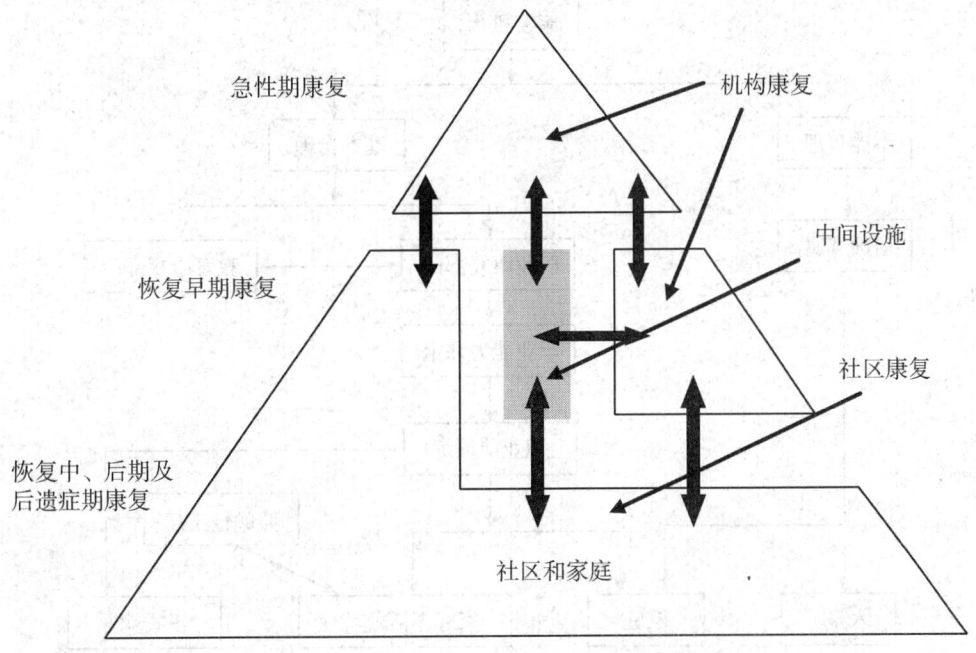

图3-3-1 康复对象的医疗管理流程

(二）康复对象不同时期的医疗管理

1. **急性期管理** 患者在急性期需要在综合医院的相关临床科室、康复医学科、康复专科医院、康复中心等康复机构进行急性期康复。这一时期在积极抢救患者生命、稳定病情的同时，尽早介入康复医疗方法，为今后各种功能恢复打下基础。

2. **急性期后管理** 急性期过后的主要任务是开展恢复早期的康复治疗。治疗场所除了综合医院的康复医学科、康复专科医院、康复中心等康复机构外，还可以在中间设施和社区内进行。中间设施是指护理之家、老年之家、日间医院、社会福利院、疗养院等。在中间设施和社区内进行康复治疗的患者应该病情稳定，不需要诸如手术等特殊医疗手段进行处理。中间设施和社区康复机构要与康复专业机构建立网络联系，形成相互转诊机制。恢复早期的康复治疗对患者整体恢复至关重要，要采取规范的方式方法，进行系统康复治疗。

恢复早期之后是恢复中、后期和后遗症期的康复治疗，治疗场所主要是社区和家庭。这一时期是机构康复疗效维持和巩固、进一步开发新的功能的过程，是患者真正回归家庭和社会前的过程。社区和家庭康复将在下一章节详细叙述。

二、康复对象的全面管理

（一）康复对象的全面管理流程

康复对象的全面管理是指针对患者因伤病所产生的各种功能障碍，从医学、教育、职业、社会等展开全面康复的过程，管理流程见图 3-3-2。

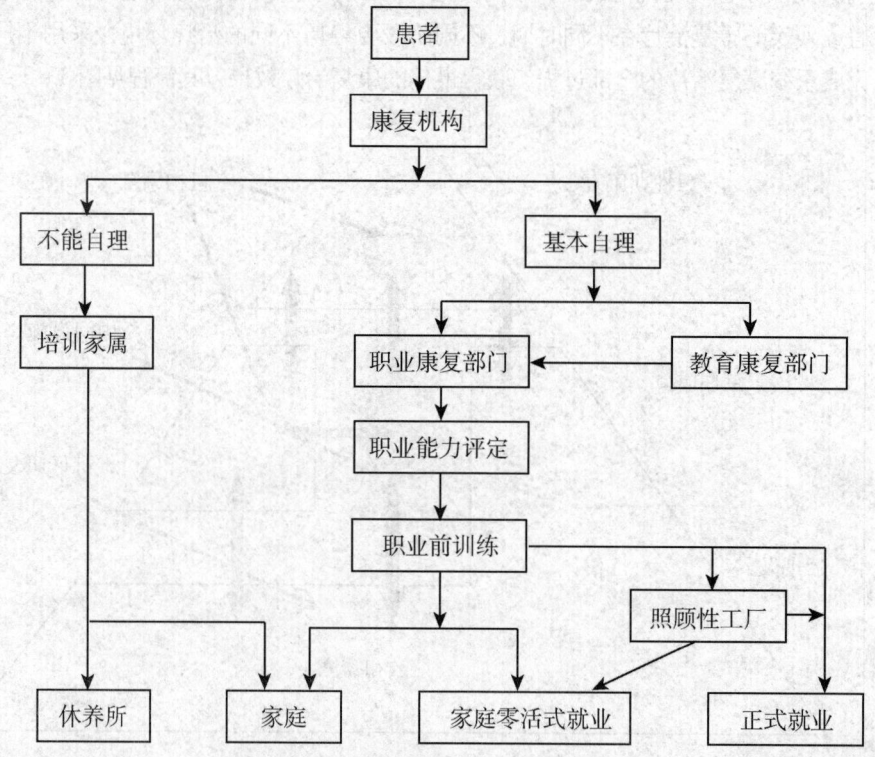

图 3-3-2 康复对象的全面管理流程

(二) 康复对象的全面管理方法

医学管理是全面管理的基础，所有患者都应该经历医学管理的过程。患者经过康复治疗后可能有几个去向，如家庭、托管机构、上学、就业等。无论何种去向，都应该在充分的评定、训练后才能完成。

对经过康复治疗生活基本上能自理、尚处在就业年龄者可进入职业康复部门训练，目的是要掌握一项就业的技能。如果患者是青少年或虽为成年人但有视、听等残疾者需先入教育康复部门，在接受教育康复以后再转入职业康复部门。在职业康复部门，要进行职业能力评定，根据评定结果选择适合的项目进行就业前训练。训练成功者，到职业场所就业。如不成功可进入适合残疾人工作的照顾性工厂工作。部分残疾人在照顾性工厂工作一段时间后，职业技能有所提高，可重新就业。对不能适应照顾性工厂工作者可考虑在家中就业，如仍不能胜任则回家。

对经过康复治疗生活仍不能自理者，要对家人进行培训，提高家人的照顾能力，患者回归家庭。如果对家人培训失败，家人掌握不了照顾能力，患者只能送到休养所等机构。

（李建军　桑德春）

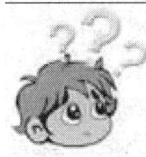

思考题

1. 康复医学的工作方式是什么？
2. 试述专业康复流程。
3. 康复病历的内容有哪些？
4. 叙述康复对象的医疗管理过程。

第四章 康复医疗服务体系

学习目标
1. 熟悉康复医疗服务的几种方式。
2. 掌握专业康复的机构设置和人员配备。
3. 了解专业康复的场所和设备配置。
4. 掌握社区康复的特点、内容、目标和原则。
5. 了解社区康复的组织机构、人员组成和康复工作职责。

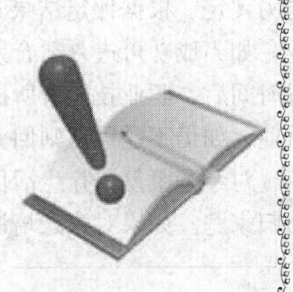

康复医疗服务体系是残疾人康复事业的重要组成部分，是由不同层面的康复医疗服务机构所组成。一般认为，康复医疗的服务方式分专业康复和社区康复。现实工作中，还存在有中间设施康复和远程康复。这些方式共同形成了康复医疗服务网络和体系。本章重点介绍康复医疗的服务方式、专业康复和社区康复的相关问题。

第一节 康复医疗服务方式

康复医疗的服务方式多种多样，归纳起来可分为专业康复、社区康复、中间设施康复和远程康复等。这些方式的相互配合、相互渗透使患者在不同的时期、不同的环境得到相应的康复医疗服务，完善了康复医疗服务体系。

一、康复医疗服务方式的类型

(一) 专业康复

专业康复（institute-based rehabilitation，IBR）又称机构康复，是指患者在具有康复专业人才、规范的康复治疗技术、先进的康复医疗设备的医疗机构内所进行的康复治疗。这些机构复包括康复中心、康复医院、综合医院的康复医学科、康复门诊等。

专业康复的优点是：①设备先进、专业人才集中、技术水平高，能解决康复中的复杂疑难问题。②可作为康复研究和培养各种康复专业人才的基地。缺点是：①投资、费用高。②服务面窄。③患者必须来院或住院方能接受康复医疗服务。

与专业康复相关的一种服务形式叫康复医疗延伸服务。康复医疗延伸服务是指康复医疗机构内具有一定水平的康复专业人员，以康复机构为资源基地，到患者家中或社区为患者提供的上门康复服务，使得更多的患者能够得到专业康复人员的治疗或指导。医疗延伸服务的内容受所到场所的各种条件限制而有一定的局限性，难以充分体现专业康复的所有优势。

（二）社区康复

在长期机构康复妨碍患者回归家庭、社会和机构康复不能满足更多残疾人的康复需求的背景下，1976年世界卫生组织提出了社区康复的服务形式。这种康复服务方式很快被世界许多国家、地区所接受，世界上几千万残疾人从中受益，大大地推动了康复医学的发展，社区康复的概念逐渐形成。

1981年，世界卫生组织给社区康复下的定义是：在社区的层次上采取的康复措施，这些措施是利用和依靠社区的人力资源而进行的，包括依靠有残损、残疾、残障的人员本身，以及他们的家庭和社会。

1994年，联合国提出的社区康复定义是：社区康复是社区发展计划中的一项康复策略，其目的是使所有的残疾人享有康复服务，实现机会均等、充分参与的目标。社区康复的实施要依靠残疾人、残疾人亲友、残疾人所在的社区以及卫生、教育、劳动就业、社会保障等部门的共同努力。

综上所述，社区康复（community-based rehabilitation，CBR）是社区建设的重要组成部分，是指在政府领导下，相关部门密切配合，社会力量广泛支持，残疾人及其亲友积极参与，采取社会化方式，使广大残疾人得到全面康复服务，以实现机会均等、充分参与社会生活的目标。这是我国为社区康复所下的定义。

社区康复又称基层康复，其优点是费用低、服务面广、简便易行，是实现人人享受康复服务的目标的最好形式。主要的缺点是设备和技术力量不如专业康复，难以解决复杂的康复问题，需要与专业康复密切配合。

（三）中间设施康复

中间设施康复是指在专业康复、社区康复以外的设施中开展的康复服务，包括护理之家、老年之家、日间医院、社会福利院、疗养院等。

中间设施康复是利用中间设施的人力、物力、环境，按照康复医疗原则把中间设施的因素与康复手段结合起来，改善患者的各种功能状况，为将来回归家庭和社会创造条件。

中间设施康复服务可以采取日间服务和全天服务两种形式。这两种形式的选择，可根据患者的疾病情况、家庭照顾情况等决定。

中间设施康复的优点是设施内组织结构比较完善、便于管理，从业人员可以进行系统培训，与专业康复较易形成联系，有向专业康复机构发展的可能。缺点是康复医疗的技术、设备不足，不能解决复杂的康复问题，照顾的内容多于康复治疗内容。

（四）远程康复

远程康复是指通过电视、互联网、电话等传播媒体开展康复治疗的形式。远程康复是随着科学技术高速发展而产生的，它突破了时空的界限，异地的患者能够通过传播媒体得到远方的康复专家的诊治或指导，康复专业人员之间也可以通过这种方式进行交流和沟通，通过建立双向或多向通信机制保持即时的联络，便于开展康复医疗。

远程康复的优势在于它可以突破时空的限制，给更多的患者提供了康复医疗的机会，扩大了康复医疗的规模，提高了整体康复医疗质量，降低了康复治疗的成本。缺点主要是不能亲自检查和治疗患者，或多或少会影响治疗效果。基于远程康复的特点和优势，许多有识之士已经认识到发展远程康复的重要意义和广阔前景。

二、各种康复医疗服务方式的关系

（一）相互配合、相互促进

上述各种康复服务方式是相互配合、相互促进的。如果没有良好的康复机构建设，就难以做好医疗延伸服务和社区康复；没有专业康复将缺乏人员培训基地，康复中的复杂问题、疑难问题也无处解决；如果没有社区康复、中间设施康复、远程康复的推广，就难以解决残疾人的普遍康复问题，广大残疾人不能受益。因此，在大力发展社区康复、中间设施康复、远程康复的同时，也应根据实际需要建立一定数量的专业机构。

（二）相互联系、构建网络

随着社会文化、经济、科技的发展，高新技术在康复医学中的应用，专业康复、社区康复、中间设施康复和远程康复已经逐步地整合在一起，成为康复医学互相联系、互相依赖、互相补充的服务体系。康复医学网络建设是康复医学发展和满足更多人的康复需求的必备条件，是整体提高康复医疗服务水平的需要。各种方式的康复医疗服务，在不同的时期、不同的地域发挥各自不同的作用，在整个康复医疗服务体系中起着同等重要的作用，缺一不可。

第二节 专业康复

一、机构设置

专业康复机构类型有康复中心、康复医院、综合医院的康复医学科、康复门诊等。本节介绍康复中心和综合医院的康复医学科的机构设置，康复医院的机构设置可参考康复中心。

（一）康复中心的机构设置

康复中心属于专门从事康复医疗的专科性质、独立的医疗机构，有门诊和住院部，有各类专业人才、完善的康复设施和先进的康复医疗技术，提供较好的康复医疗服务。康复中心是康复人才、康复技术、康复设备集中的医疗机构，也是康复医疗、康复科研和康复教学结合的机构，是发展康复医学的重要基地。

康复中心按其性质和规模可分综合性康复中心和专科性康复中心，这两类康复中心的机构设置有许多相似之处，但也有所不同。

1. 综合性康复中心的机构设置　综合性康复中心收治各类伤病患者，规模较大，由各种管理部门、业务部门、科研部门、教育部门等组成一个完整机构（图4-2-1）。

（1）管理部门

1）行政管理：实行中心一把手负责制，主要领导熟悉业务，具有一定管理水平，胜任工作。领导班子内部合理分工，各项管理工作有人负责。

康复中心要有健全的管理体系，有相应的组织机构和管理制度，有中心长远发展规划、年度计划、季度安排和具体落实措施，定期检查、评估和总结。

康复中心要配备中心办公室，日常业务由办公室完成。

2）业务管理：由医务处（科）、护理部完成业务管理工作。工作内容包括按照国家有关法律、法规和诊疗规程、规章，建立健全各项业务管理制度、训练常规和技术操作规范，并组织落实，防止医疗事故发生；定期进行康复训练效果和各项业务质量评价，制定改进方案；制定各级各类人员继续教育和专业培训计划，加强岗位培训及考核工作；配合卫生管理部门做好医疗服务工作。

3）信息管理：设置信息所（科）。工作内容有建立各项业务档案，保持档案完整，数据准确；做好信息的汇总分析、反馈利用，有可供查阅的评估报告和统计资料。

4）人事管理：设置人事处（科）。工作内容包括根据国家法律、法规和人事制度，制定科学合理的人员聘用、岗位管理、绩效考核办法；建立健全各级各类人员岗位职责和岗前教育制度，并依据岗位职责，定期组织绩效考核；建立专业技术职务晋升制度；建立吸引人才、培养人才的机制。

5）财务管理：设置财务处（科）。有健全的财务管理和监督制度，规范使用各项经费。

6）设备管理：设置设备处（科）。工作内容包括设备的计划、审批、采购、验收、入库、领发、保养、维修、报废、更新等。

7）后勤管理：设置后勤处（科）。工作内容包括保证业务工作的需要，随时维护各种设施、设备，保证水、电、气、暖正常供给，保证中心内外环境优美、清洁卫生。这项工作也可以通过社会化管理完成。

8）安全管理：设置保卫处（科）。主要目的是维护中心的各项生产安全，保证正常的工作秩序。

9）道德管理：设置道德工作办公室。主要目的是建立内外监督机制，加强职业道德建设，营造良好的工作环境。

（2）业务部门

1）门诊部：门诊部可设门诊管理部门、各科门诊、功能检查科、检验科、医学影像科、药房等。负责患者的门诊诊断和治疗，需要住院的收入病房。

2）住院部：根据康复中心的业务需要设置相应的病房。如神经康复科、脊髓损伤康复科、骨关节病康复科、儿童康复科、老年康复科、心脏康复科、呼吸康复科、泌尿康复科、糖尿病康复科等。

3）康复治疗部：包括物理治疗科、作业治疗科、言语治疗科、心理治疗科、文体治疗科、中医治疗科、假肢支具科、职业康复科、社会康复科等。

4）康复评定科：包括肢体功能评定、脏器功能评定等。

（3）科研部门：组织康复医学基础、康复医学临床、残疾学、康复工程学等方面的研究。

（4）教育部门：负责康复医学本科生、研究生的培养、教学。负责康复治疗专业各不同学历的培养、教学。负责在职人员的继续再教育。

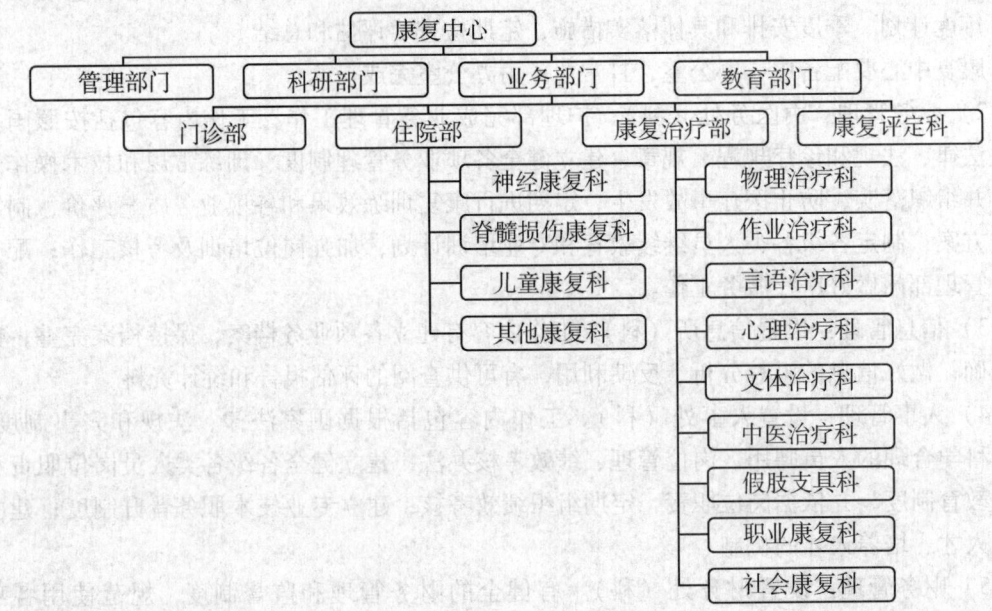

图4-2-1 综合性康复中心机构设置

2. 专科性康复中心的机构设置 专科性康复中心是收治某一专科功能障碍患者的康复医疗机构。如脑血管病康复中心、脊髓损伤康复中心、儿童康复中心、老年康复中心、心血管病康复中心、糖尿病康复中心、运动创伤康复中心、精神康复中心等。

专科康复中心的机构设置基本同综合康复中心，区别在于所设专业是一类或一种的，而后者是综合的。

（二）康复医学科的机构设置

综合医院的康复医学科为综合医院下属的临床科室，设有门诊和病房，接受门诊和其他临床科室转诊的患者。其任务是用康复的理念和方法，对各种原因所致的功能障碍和残疾，与相关临床科室合作进行康复治疗。重点是为伤病急性期、恢复早期的肢体和脏器功能障碍者提供康复医疗服务，并为社区康复工作提供培训和技术指导。

机构设置有门诊、病房、物理治疗室、作业治疗室、言语治疗室、心理治疗室、中医治疗室、假肢支具室、功能评定室等（图4-2-2）。

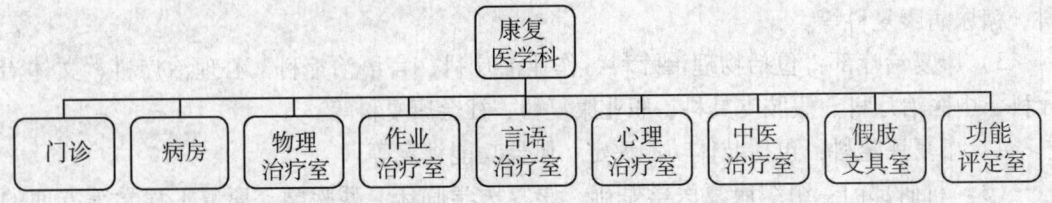

图4-2-2 康复医学科的机构设置

二、场所和设备配置

（一）场所

1. 场所所占的面积与医院的规模和开展的业务大小有关。一般情况下，二级医院的综合康复科门诊和康复治疗室用房不少于500平方米，每床净使用面积不少于6平方米，床间距不少于1.2米。三级医院康复医学科门诊和康复治疗室用房不少于1000平方米，每床净使用面积不少于6平方米，床间距不少于1.2米。康复中心所用的面积根据业务规模确定。

2. 场所内要防滑，安装扶手、坡路等无障碍设施。

3. 场所应设在患者方便抵离的地方。可采取门诊、住院共用的设置方式，也可以在门诊部和住院部分别设置。

4. 场所的房屋结构要适宜康复设备、器械的安装，便于检修。

5. 场所环境要温馨，有良好的室温调节条件。对儿童和老年人应根据其特点进行设计。

6. 言语治疗室、心理治疗室应采取隔音较好的措施，最好是单人间设置。

（二）设备

康复设备包括康复评定设备和康复治疗设备。随着科学技术和康复医学的发展，康复设备发展、更新很快，现将一些常用设备介绍如下。

1. 康复评定设备

（1）肌力测量设备：捏力器、握力器、拉力器、电子测力仪、等速肌力测定仪等。

（2）关节活动范围测量设备：量角尺、方盘量角器、脊柱测量器等。

（3）生物力学检查设备：前臂稳定度测量仪、下肢负重测量仪、平衡测量仪、动作分析仪、步态分析仪等。

（4）电生理检查设备：肌电图仪、诱发电位仪、电诊断仪等。

（5）感觉检查设备：单丝感觉检查、神经感觉分析仪等。

（6）认知评定设备：认知检查用品和软件。

（7）言语功能评定设备：言语功能检查用品、言语功能检查软件、复读机等。

（8）心肺功能评定设备：活动平板、功率自行车、肺功能测定仪、血气分析仪等。

（9）其他设备：身高尺、人体磅秤、血压仪、卷尺等。

2. 康复治疗设备

（1）理疗设备

1）光疗设备：红外线治疗仪、紫外线治疗仪、激光治疗仪等。

2）超声波治疗设备：超声波治疗仪。

3）磁疗设备：电磁疗机、旋磁疗机等。

4）蜡疗设备：蜡疗机。

5）水疗设备：涡流浴仪、气泡浴仪、蝶形槽浴仪、步行浴仪、水中运动池等。

6）电疗设备：经皮神经电刺激仪、低频脉冲电疗仪、功能性电刺激仪、干扰电疗仪等。

7）生物反馈治疗仪。

8）其他：冷疗饥、压力治疗仪等。

（2）运动治疗设备：站立床、电动升降训练台、固定带式训练床、悬吊架及配套装置、PT 床、PT 凳、平衡杠、姿势镜、内外翻矫形板、练习用阶梯、肋木、肩关节旋转训练器、前臂旋转训练器、腕关节背屈训练器、髋关节旋转训练器、踝关节矫正板、组合架、站立架、股四头肌训练器、平衡板、康复专用跑台、功率自行车、减重训练器、上下肢自动康复机、沙袋、哑铃、拉力器、手杖、前臂拐、四点拐、腋拐、助行器等。

（3）作业疗法设备：开瓶器、训练球、篮球、排球、手抛球、保护腰带、体操棒、认知智慧箱、几何图形板、几何积木箱、水果配对、捶球训练器、仿水果蔬菜、套圈 OT 桌、砂磨板及磨具、木钉板、上螺丝（母）、粘木、手旋转训练器、腕部训练板、肩手训练器、手指捏力训练器、上肢悬吊训练架、上肢滑轮器、智慧串珠架、手部滑行板、滚筒、手指功能训练桌、手指阶梯、上肢推举训练器、支撑器、手指分离板、楔形垫、缝纫机、打字机、编织机、陶艺制作设备、铁艺制作设备、园艺工具、木工工具等。

（4）言语治疗设备：纯音测听仪、录音机和录音带、交流替换仪、鼻喉科检查用具、口形矫正镜、节拍器、汉语失语症治疗用品、构音障碍治疗用品、简单交流板等。

（5）心理测试和治疗设备：韦氏成人及学龄前儿童智力测验用品、韦氏记忆测验用品、丹佛发音筛查试验用品、艾森克性格问卷测试用品、汉密尔顿抑郁测定用表、焦虑自评测定用表、霍－赖神经心理测定用品、行为疗法用的一些代币等。

（6）康复工程用设备和工具：钳工工具、电工工具、木工工具、皮革加工工具、塑料加工工具、雕刻机、平板缝纫机、大轴缝纫机、真空泵、干燥箱、空气压缩机、台钻砂轮机、石膏加工工具、电焊气焊工具、假肢性能测定仪器、简单的制鞋修鞋设备和工具、排尘器、工作台、油漆工具、电子测试仪器仪表等。

三、人员配备

康复医学的特点决定了在康复治疗工作中需要多个专业的人员参与，需要各不同专业人员的合理搭配和组合，以团队工作方式对患者进行康复评定和治疗、教育和训练，以争取最理想的康复效果。

（一）康复医疗人员的组成

1. 国外康复医疗人员的组成　按世界卫生组织专家委员会的意见，康复医疗人员应该由康复医师、康复护士、物理治疗师、作业治疗师、言语治疗师、文体治疗师、假肢与矫形器师、社会工作者、职业咨询人员等组成。

在康复医学发达的国家，基本上是按照上述人员组成结构开展康复医疗工作。近年来，随着康复医学的发展，又有一些新的专业人员加入了康复医疗的行列中，如音乐治疗师、舞蹈治疗师、园艺治疗师、康复营养师、儿童生活指导治疗师等，康复治疗组的队伍在不断扩大，康复医疗服务的业务范围越加广泛，康复医疗效果更加明显。虽然康复医疗人员的组成中各专业人员齐全、分工明确，但是在实际的康复工作中，各康复专业领域工作又相互联系、相互渗透，一个康复专业人员往往充当多个角色，直接或间接地服务于多个康复领域。

2. 我国康复医疗人员的组成　我国康复医疗人员的组成与国外康复医疗人员的组成基本相同。但由于我国的国情和康复医学发展过程的不同，与国外康复专业人员结构比较，我国康复医疗人员组成的突出特点是配有中国传统医学专业人员（中医师、推拿按摩师、针灸师等），具有中国传统康复医学的特色。

根据我国康复医学专业队伍的状况和康复医学实际情况，我国卫生部颁布的综合医院康复医学科分级管理标准，康复医学专业人员的组成结构在不同康复机构中有所不同。三级医院的康复医学科要求配备有康复医师、康复护士、物理治疗师、作业治疗师、言语治疗师、心理治疗师、康复工程师、中医康复治疗师、社会工作人员。二级医院的康复医学科或康复门诊应配备有康复医师、康复护士、物理治疗师、中医康复治疗师，这些治疗师应能兼做一些作业治疗和简单的言语矫治工作。一级医院康复站要结合社区康复工作配置一专多能的康复专业人员。

康复中心和康复医院应配备较完整的由康复医师、康复护士、物理治疗师、作业治疗师、言语治疗师、文体治疗师、中医康复治疗师、假肢与矫形器师、社会工作者、职业咨询人员等组成的康复医疗队伍。

（二）康复医疗专业人员的职责

1. 康复医师

（1）负责接诊病人、采集病历、体格检查、客观检查、各种功能评估、提出康复问题点、组织康复治疗组、制定康复目标和康复治疗计划。

（2）对住院患者负责查房和会诊，开具康复医嘱或做出康复处理。对门诊患者负责康复治疗中的全程管理。

（3）作为康复治疗组的组长负责各部门康复治疗工作的指导、监督和协调。

（4）主持康复评定会、病例讨论、出院前病例分析和总结，决定能否出院，制定出院后的康复计划。

（5）负责和领导本专业的康复医疗、科研和教学工作。

2. 康复护士

（1）完成基础护理工作。

（2）完成康复护理工作：主要有以下工作。

1）体位护理。

2）压疮护理。

3）肠道护理。

4）膀胱护理。

5）康复心理护理。

6）协助和指导患者完成穿衣、洗漱、体位转移、入厕等日常生活动作。

7）指导患者使用轮椅、假肢、自助器、矫形具等。

8）督促和检查患者完成其他康复治疗专业布置的需在病房内进行的治疗项目。

（3）对患者及家属进行健康和康复宣教，协调医患关系。

（4）观察、反映患者的各种功能状态、困难和要求，为治疗组工作提供依据。

（5）保持病区卫生、整齐、安静、有序，保证患者有良好的康复环境。

3. 物理治疗师

（1）按康复治疗组的整体要求接受患者。

（2）按康复流程参加康复治疗组的全部活动。

（3）对患者进行运动功能、感觉功能及其他相关的评定。

（4）确定患者的康复问题点。

（5）制定康复目标和康复计划。

（6）按康复处方要求，运用理疗和运动治疗技术为患者进行治疗。

（7）开展本专业的科研和教学活动。

（8）对患者进行物理治疗相关的宣传教育。

4. 作业治疗师

（1）按康复治疗组的整体要求接受患者。

（2）按康复流程参加康复治疗组的全部活动。

（3）对患者进行运动功能、感觉功能、日常生活能力及其他相关的评定。

（4）确定患者的康复问题点。

（5）制定康复目标和康复计划。

（6）按康复处方要求，运用作业治疗技术为患者进行治疗。

（7）训练和指导患者正确使用辅助具，提高日常生活能力。

（8）开展本专业的科研、教学工作。

（9）对患者进行关于作业治疗的宣传教育。

5. 言语治疗师

（1）按康复治疗组的整体要求接受患者。

（2）按康复流程参加康复治疗组的全部活动。

（3）对患者进行失语症、构音障碍、听力等功能的评定。

（4）确定患者的康复问题点。

（5）制定康复目标和康复计划。

（6）按康复处方要求，运用言语治疗技术为患者进行听理解训练、阅读理解训练、发音构音训练、言语表达训练、书写训练等治疗。

（7）指导患者使用非语音语言沟通器具。

（8）开展本专业的科研、教学工作。

（9）对患者及家人进行言语交流的康复卫生教育。

6. 心理治疗师

（1）按康复治疗组的整体要求接受患者。

（2）按康复流程参加康复治疗组的全部活动。

（3）对患者进行心理测验和评定，如智力测验、心理测验、人格测验、精神状态测试等评定。

（4）确定患者的康复问题点。

（5）制定康复目标和康复计划。

（6）按康复处方要求，运用技术为患者提供心理咨询和治疗服务。

（7）开展本专业的科研、教学工作。

（8）对患者及家人进行心理康复卫生教育。

7. 康复工程师

（1）按康复治疗组的整体要求接受患者。

（2）按康复流程参加康复治疗组的全部活动。

（3）对患者进行肢体及其他相关功能的评定。

（4）确定患者的康复问题点。

（5）制定康复目标和康复计划。

（6）按康复处方要求，运用康复工程技术为患者制作、配备各种辅助器具。

（7）开展本专业的科研、教学工作。

（8）对患者及家人进行康复工程相关知识教育。

8. 文体治疗师

（1）按康复治疗组的整体要求接受患者。

（2）按康复流程参加康复治疗组的全部活动。

（3）对患者进行肢体及其他相关功能的评定。

（4）确定患者的康复问题点。

（5）制定康复目标和康复计划。

（6）按康复处方要求，运用文艺、体育治疗技术为患者治疗。

（7）开展本专业的科研、教学工作。

（8）对患者及家人进行文体康复卫生教育。

9. 中医康复治疗师

（1）按康复治疗组的整体要求接受患者。

（2）按康复流程参加康复治疗组的全部活动，以中医学的观点对制定总的康复治疗计划提出建议。

（3）负责中医会诊，对患者进行各种功能的评定。

（4）确定患者的康复问题点。

（5）制定康复目标和康复计划。

（6）按康复处方要求，运用文艺、体育治疗技术为患者治疗。

（7）开展本专业的科研、教学工作。

（8）对患者及家人进行中医康复知识教育。

10. 社会工作者

（1）按康复治疗组的整体要求接受患者。

（2）按康复流程参加康复治疗组的全部活动。

（3）了解患者的生活方式、家庭状况、经济情况及社会处境，评估其回归社会需要解决的问题。了解患者的愿望和要求。

（4）确定患者的社会康复问题点。

（5）制定康复目标和康复计划。

（6）帮助患者与其家属、工作单位、街道、乡镇、福利、服务、保险、救济和社会团体取得联系,求得帮助,争取支持,为回归社会创造条件。

(7) 开展本专业的科研、教学工作。

(8) 随访和帮助患者,为解决患者的实际困难提供服务。

11. 职业咨询顾问

(1) 按康复治疗组的整体要求接受患者。

(2) 按康复流程参加康复治疗组的全部活动。

(3) 了解患者的职业兴趣,评定患者的职业基础和就业能力。

(4) 确定患者的社会康复问题点。

(5) 制定康复目标和康复计划。

(6) 为新就业和改变职业的患者提供咨询服务。

(7) 组织求职技能训练,开展工作态度和劳动纪律等方面的教育及就业训练。

(8) 帮助患者联系职业,提供就业信息。

第三节 社区康复

1976年世界卫生组织提出社区康复这种新的、有效的、经济的康复服务途径,以扩大康复服务覆盖面,使发展中国家广大的病残人也能享有康复服务。1978年,阿拉木图国际初级卫生保健会议确定了,在初级卫生保健中应包括保健、预防、治疗和康复,要求在社区层次上为包括病残人在内的居民提供人群的保健和疾病的预防、治疗和康复服务。1997年和1998年我国在有关文件中提出了预防、医疗、保健、康复、健康教育、计划生育技术服务"六位一体"的社区卫生服务方向,社区康复在世界范围得到了很大的发展。下面介绍一下社区康复的有关问题。

一、社区康复的特点和内容

社区由社区区位、社区人口、社区文化和社会活动四个要素构成,是社会空间与地理空间的结合,对于社会在整体上达到良性运动及协调发展起着重要的作用。社区康复是利用和依靠社区的各种资源进行的,包括残疾人本身,这样就决定了社区康复的特点和内容。

(一) 社区康复的特点

与机构康复相比社区康复有以下几个特点:

1. 以社区为本 社区康复是在社区范围内进行,是社区经济和社会发展事业的一个组成部分。社区康复医疗服务应以社区为基地,由社区组织领导,社区成员全面参与,依靠社区人力、物力、财力资源开展。

2. 多部门合作 社区康复既是社区的卫生保健工作,又是社区的社会福利和社会服务工作,要求社区的卫生、民政、社会服务等部门共同参与,形成卫生保健、社会保障、社会服务网络,共同开展康复服务工作。

3. 全面康复 全面康复指为社区残疾人提供医疗、教育、职业、社会等方面的康复服务。要想完成全面康复的任务，应充分利用社区的资源，为残疾人进行身心的功能训练，帮助上学和就业，促进残疾人回归社会、融入社会。同时要充分发挥当地机构康复、学校和各级残疾人康复服务指导中心等康复技术资源中心的技术支持作用，保证残疾人全面康复的顺利进行。

4. 方便、实用　社区康复就近开展康复服务，方法简单易行，技术实用有效，器材因陋就简、就地取材，费用低等，有利于残疾人、老年人、慢性病患者等能够长期康复治疗。

5. 全员参与　社区康复需要残疾人本人、残疾人家庭、残疾人组织等多方面人员共同参与，在康复服务中发挥各自的作用，才能完成社区康复工作，提高康复效果。

6. 投入少、效果好　残疾人绝大多数是在社区，社区康复的投资少、服务覆盖广，社区康复使得更多的残疾人能够得到康复，有利于提高康复的整体效果，是实现"人人享有康复目标"的根本办法。

（二）社区康复的内容

1. 残疾预防　依靠社区的力量，落实各项有关残疾预防的措施。为社区内居民举办基础知识讲座，开展康复咨询活动，发放普及读物，传授残疾预防知识和康复训练方法，增强残疾预防和康复的自我意识和群体意识。通过预防接种等加强疾病的防治工作。搞好优生优育和妇幼卫生工作，开展环境卫生、营养卫生、精神卫生、保健咨询、安全防护等工作，预防残疾的发生。

2. 残疾普查　动员社区的力量，在社区范围内挨家挨户进行调查，掌握本社区的残残人员和他们的分布情况，做好登记，进行残疾人总数、分类、残疾原因等的统计分析，为制定残疾预防和残疾康复计划提供资料。

3. 康复医疗服务　要为康复对象提供诊断、功能评定、制定康复目标和治疗计划、进行康复治疗、康复护理、指导使用辅助器具、家庭康复等服务。

患者回归到社区后，康复治疗和康复护理针对不同疾病恢复阶段的需要，采取安全、有效的治疗和护理措施，对常见的压疮、呼吸系统、泌尿系统、骨与关节系统的并发症进行相应的处理，对坠床、摔伤、骨折、脱臼等意外伤害要加强防范。

（1）肢体残疾康复服务：为偏瘫、截瘫、脑瘫、截肢、小儿麻痹后遗症、骨关节疾病等肢体残疾人进行运动功能、生活自理能力和社会适应能力等的训练和指导。

（2）智力残疾康复服务：对智力残疾人主要训练运动、感知、认知、语言交往、生活自理和社会适应能力等。

（3）其他类型残疾康复服务：对视力残疾人、听力残疾人、言语残疾人、精神残疾人等开展适合其特点的康复服务，帮助他们回归家庭和社会。

4. 教育康复　利用社区的资源，帮助残疾儿童解决上学问题，或组织社区内残疾儿童的特殊教育学习班。

5. 职业康复　依靠社区的力量，对社区内还有一定劳动能力、有就业潜力的青壮年病残人提供就业咨询和辅导，或介绍到各级职业辅导和培训中心，进行就业前的评估和训练。指导残疾人学会自谋生计的本领和方法。

6. 社会康复　建设和维护社区无障碍环境，方便残疾人生活。利用社区的条件，组织病残人各种形式的文娱、体育和社会活动，使残疾人融入到社会生活中。

7. 独立生活指导　为各类残疾人提供独立生活的咨询和服务，使他们懂得维护各种权益，增强他们独立生活的能力，与正常人一样生活在社会中。

8. 心理疏导服务　通过了解、分析、劝说、鼓励和指导等方法，帮助病残人树立康复信心，正确面对自身残疾，克服残疾所致的不利影响；鼓励病残人亲友理解、关心病残人，支持、配合康复治疗。

9. 用品用具服务　根据病残人的需要，提供用品用具的信息、代购、租赁、出借、使用指导等服务。

10. 转介服务　转介服务是指向医疗、就业、教育、养老等机构转送康复对象的过程。转介服务是维持社区康复生存和发展的不可缺少的内容。如患者遇到难于在社区解决的医疗问题时，必须向专业医疗机构转送，同时也可以接收专业医疗机构转入的患者。康复对象完成社区康复后需要就业、劳动、教育、养老等，应得到相关的转介系统支持，完成转介工作。

二、社区康复的目标和原则

（一）社区康复的目标

1. 使病残人和慢性病人、老年人的身心得到康复。通过康复训练和辅助器具的使用，使他们日常生活活动能够自理，能够在社区内活动，与他人互相沟通和交流。

2. 使病残人在社会上能享受正常的公益服务机会，平等地享受入学和就业的机会，为社区和社会作出积极的贡献。

3. 使病残人能融入社会，通过社区内部改变方式促进和保护他们的人权，消除参与社会活动的障碍，真正地回归社会。

（二）社区康复的原则

1. 社会化管理　在政府的统一领导下，卫生、民政、教育等相关部门履行各自的职责，密切配合，制定政策，采取措施，挖掘和利用社会资源，发动和组织社会力量，共同落实社区康复服务计划，完成社区康复服务任务。

2. 以社区为本　社区康复服务要适应社区特点，满足社区需要，立足于社区内部力量，使社区康复服务做到社区组织、社区参与、社区支持、社区受益。以社区为本要体现在：①以社区残疾人需求为导向提供服务。②社区政府应当把社区康复服务纳入社区建设和发展之中。③实现社区资源利用一体化。④社区内所有相关人员参与，包括残疾人和家属。⑤根据本社区病伤残的发生和康复问题，采取相应对策。

3. 低成本、广覆盖　以较少的人力、物力，为更多的康复对象提供服务。这是普及康复知识和方法，整体提高康复医疗水平，使更多的残疾人受益，解决因残疾导致社会问题的基本原则。

4. 因地制宜　社区康复应根据各国家或地区的政治、经济、文化等情况进行。发达国家或地区与欠发达国家或地区在经济发展水平、文化习俗、康复资源、康复需求等方面有很大的差异，只有因地制宜采取适合本地区的社区康复方式，才能解决好当地的康复问题。发达国家或地区经济状况和社会保障好，技术和设备先进，可采取以社区康复机构为主、家庭指导训练为辅方式开展社区康复。欠发达国家和地区则要采取低成本、广覆盖，以康复技术人员指导，康复对象主动训练为主的方式进行。

5. 技术实用　社区康复的特点决定了必须采用能让大多数康复人员、康复对象本人及其家属能够学会的简易实用的康复技术，才能满足社区康复服务的需要。因此，必须完成现代康复技术向简单、实用转化，机构康复技术向社区、家庭方向转化，城市康复技术向广大农村方向转化，外来康复技术向本地传统康复技术转化，建立起适合社区康复的实用技术。

6. 康复对象主动参与　康复对象是社区康复训练的主体，只有康复对象主动参与康复训练，才能取得理想的效果。康复对象在康复过程中要做到：①树立自我康复意识。②积极配合康复训练。③参与社区康复服务工作。④学习文化知识，掌握劳动技能，贡献于社会。

三、社区康复的组织机构和人员组成

社区康复要依靠政府部门、社区组织、社区群众团体、残疾人本人家庭，才能完成好工作。

（一）社区康复的组织机构

1. 管理机构

（1）社区政府：社区政府是社区康复的领导机构，由一位主要领导分管社区康复工作。

（2）民政部门：民政部门应将社区康复工作纳入社区服务工作计划，制定相应政策，为社区残疾人提供康复服务场所，对贫困残疾人进行救助。

（3）卫生部门：卫生部门是社区康复的主要专业技术力量。卫生部门应将残疾人社区康复工作纳入社区卫生服务和初级卫生保健工作计划，完善基层卫生机构的康复服务设施，培训康复技术人员，提高社区康复技术水平，普及康复知识，指导社区内的康复服务及残疾人开展自我康复训练，做好残疾预防工作。

（4）教育部门：为残疾人提供各种适宜的教育机会，兴办各类特殊教育事业，提高残疾人的科学文化水平。

（5）残联部门：①组织制订并协调实施社区康复工作计划，建立技术指导组，督导检查，统计汇总，推广经验，管理经费。②组织康复需求调查。③建立残疾人社区康复服务档案。④组织相关人员培训，建立社区康复协调员工作队伍。⑤提供直接服务或转介服务。⑥指导残联康复机构建设。⑦普及康复知识，提高残疾人自我康复意识。

（6）劳动部门：建立职业培训机构，促进残疾人职业康复，为残疾人提供培训和就业机会。

（7）其他部门：财政、体育、文化、宣传、交通、房产等部门均与社区康复的管理有关。财政部门是社区康复财力的保证，其他各部门共同为残疾人的全面康复创造良好的社会环境。

2. 康复服务指导机构　社区康复服务包括省（自治区、直辖市）、市、县三级康复服务指导机构，形成网络，对残疾人康复的综合服务在计划、培训、技术等方面提供指导，

主要有以下组织。

(1) 省（自治区、直辖市）残疾人康复服务指导中心。

(2) 市残疾人康复服务指导部。

(3) 县残疾人康复服务指导站。

3. 社区康复训练服务机构

(1) 社区服务中心。

(2) 社区卫生站。

(3) 社区康复站。

(4) 工疗站。

(5) 残疾人活动站。

(6) 家庭训练点。

（二）社区康复的人员组成

1. 社区康复领导小组成员

(1) 区、县社区康复领导小组：组长一般由主管民政或卫生工作的副区（县）长担任，成员包括民政、卫生、教育、体育、残联等部门负责人。

(2) 乡（镇）、街道社区康复领导小组：组长由乡（镇）长或街道办主任担任。组员由乡（镇）或街道卫生、民政、残联干事、卫生院院长及残疾人代表组成。

(3) 村（社区居委会）的社区康复领导小组：由村委会（社区居委会）主任负责，组员包括村卫生室（社区卫生服务中心）负责人、残疾人家属、志愿者。

2. 社区康复协调员　一般由民政部门或残联部门安排，主要负责协调各部门的社区康复工作。

3. 社区康复指导员　是社区康复的专业技术人员，主要包括街道和乡镇社区卫生服务中心、卫生院、学校、幼儿园等机构的医务工作者、教师以及经过培训的民政、教育、计生、妇联、残联等基层工作人员等。

4. 基层康复员　基层康复员主要包括社区和村卫生站的医务人员、幼儿园教师、经过培训的社区居民（村民）委员会工作人员和其他人员。

5. 社区康复志愿者　自愿为残疾人服务，并经过一定培训的人员。

6. 残疾人家属及亲友　残疾人家属及亲友是家庭康复的重要力量，需要进行康复知识及技能培训。

7. 残疾人本人　残疾人是康复训练中的主体，康复训练过程中需要其本人主动积极参与方能取得好的康复效果。

四、社区康复工作职责

（一）社区康复管理机构职责

社区康复管理机构的主要职责：①负责本辖区社区康复工作。②制订本辖区社区康复发展计划及实施方案，并组织实施。③各有关部门明确分工，各司其职。④对基层社区康复工作进行检查督导。⑤落实社区康复工作经费。⑥召开工作会议，研究和解决工作中出现的问题，总结经验，表彰先进。各部门具体职责如下：

1. 卫生部门
(1) 执行国家政策,提供康复服务。
(2) 培训康复技术人员,提高康复技术水平。
(3) 完成社区康复需求调查,建立健康和康复档案。
(4) 进行健康教育,普及康复知识;开展残疾预防,建立残疾报告制度。
2. 民政部门
(1) 执行国家政策,建立社区康复场所,开展康复服务工作。
(2) 为贫困康复对象提供政策支持和经费补助。
(3) 组织志愿者参与康复助残。
(4) 开展康复咨询和转介服务。
3. 教育部门
(1) 组织在校的残疾儿童开展康复训练,确定教育活动的内容和方法。
(2) 开展特殊教育,参与智力残疾儿童康复人员的培训、知识普及和家长的宣教工作。
4. 残联组织
(1) 负责社区康复工作的组织管理,制订工作计划,协调有关部门共同完成社区康复工作。
(2) 组织人员进行社区康复需求调查。
(3) 推广使用工作用表和康复训练档案、评估标准。
(4) 组织人员培训,建立社区康复工作队伍。
(5) 普及康复知识和社会宣传。
(6) 提供康复训练与服务信息咨询和转介服务。
(7) 组织、督导、检查社区康复工作。
(8) 统计汇总社区康复任务完成情况。
(9) 指导残疾人综合服务设施及基层康复站的建设。
(10) 做好社区康复推广工作。

(二) 康复服务指导机构工作职责
1. 负责本辖区社区康复的技术指导工作。
2. 制定本地社区康复的技术标准和操作规范。
3. 编写培训大纲和教材,参与社区康复人员培训工作。
4. 深入社区指导,推广实用技术,为基层工作服务。
5. 为康复对象提供诊断、功能评定、康复治疗、训练指导、心理疏导等康复服务。
6. 参与社区康复工作的检查评估验收工作。

(三) 社区康复训练服务机构工作职责
1. 按照《社区康复实施方案》的内容和要求,组织实施康复训练与服务工作。
2. 开展社区康复需求调查,对有康复需求的对象建档立卡。
3. 设专(兼)职康复指导员,为残疾人提供康复医疗、训练指导、心理疏导、知识普及、简易康复技术培训、简易训练器具制作、辅助器具服务和咨询、转介、信息等康复服务，并如实做好记录。

4. 提供场所和康复训练器具，直接为残疾人提供康复训练服务。
5. 培训残疾人及亲属，指导开展家庭康复训练工作。
6. 组建社区康复员队伍，指导社区康复员开展工作。
7. 普及残疾预防和康复知识。
8. 填写《康复需求登记表》、《康复服务记录表》、《残疾人康复训练登记表》和《康复训练档案》等。

（四）社区康复协调员工作职责

1. 掌握辖区内的康复需求。
2. 建立康复服务档案。
3. 组织康复技术人员，为康复对象制订康复计划。
4. 组织、协调辖区内有关机构、人员为康复对象提供综合康复服务和相应的支持。
5. 指导康复对象进行康复训练，提供康复服务。
6. 向康复对象提供康复服务信息和全面康复转介服务。
7. 评估服务效果。
8. 做好服务记录。

（五）社区康复指导员工作职责

1. 负责筛查康复对象，制订康复训练计划。
2. 传授康复训练技术，指导康复员、残疾人及亲属开展康复训练工作。
3. 评估康复员工作，评估康复训练效果。
4. 为康复对象提供康复咨询和转介服务。
5. 制作简易康复训练器具。
6. 填写《康复训练档案》。

（六）基层康复员工作职责

1. 在社区康复站、康复对象家庭进行康复训练工作。
2. 登记训练对象，如实记录训练情况。
3. 向康复对象及其亲属传授康复训练方法，指导进行家庭康复训练。
4. 制作简易康复训练器具。
5. 向康复对象及亲属进行宣传，鼓励和帮助康复对象树立康复信心。
6. 提供康复咨询和转介等康复服务。
7. 填写《康复服务记录表》、《康复训练登记表》和《康复训练档案》。
8. 参与康复技术培训，掌握实用康复技术。

（桑德春　李建军）

思考题

1. 康复医疗服务有几种方式？
2. 专业康复的机构设置和人员如何配备？
3. 社区康复的特点、内容、目标和原则是什么？

第五章 康复医学专业人员教育和培训

学习目标
1. 掌握康复医学本科生培养方法。
2. 了解康复医学研究生培养方法。
3. 熟悉康复医师培训方法。
4. 掌握康复治疗师培训方法。

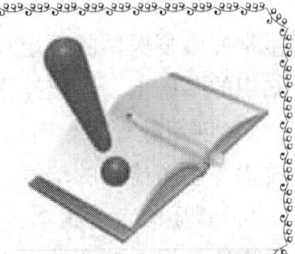

康复人才的培养是康复医学的重要内容。在康复医学发达的国家，有较完整的康复医师和康复治疗师的培养、培训标准和方法。我国关于康复医师和康复治疗师的培养、培训、考核方法正在逐步形成，对康复医学的规范化管理将起到非常重要的作用。

第一节 学历教育

一、康复医学本科生培养

（一）指导思想与培养目标

1. 指导思想　学校的办学指导思想是学校的顶层设计，对学校的建设和发展起着统领作用。办学指导思想体现在学校定位、办学思路、办学特色、资源配置、专业建设、教学改革、学风建设等方面。也就是说，学校是在办学指导思想的指导和影响下运转的。

康复医学本科办学的指导思想是秉承医学教育宗旨和理念，贯彻国家的教育方针，以科学发展观引领学校事业发展。以人才培养为核心，培养具有创造力、实践力、适应社会需要的康复人才。坚持教学工作的中心地位，推进科学研究和社会服务。

在本科教学评估指标体系中，办学指导思想包括学校定位、办学思路两项指标。

（1）学校定位：学校定位是根据国家、地区、行业的社会、经济及科学技术发展的需要，自身条件及发展潜力，找准在人才培养中的位置，确定学校在一定时期内的总体目标、培养人才的层次、类型和人才的主要服务面向。我国康复医学本科生教育应培养出符合社会各个层面需求的技术优良的实用型康复人才。

（2）办学思路：从教育思想观念是否先进和教学中心地位是否得到保证两个方面体现办学思路。教育思想是对教育宏观的、理性的认识，对办什么样的教育和怎样办人民满意的教育的总看法。教育观念是人们对教育中的一些事物的观点。教育思想观念要有以人为本的教育目的观、服务社会的教育价值观、师生互动的教育主体观，坚持以社会需求为导向机制、以人才强校为依靠机制、以条件改善为保障机制、以拼搏奉献为动力机制，培养高质量人才。教学中心地位体现在学校领导重视教学，政策措施倾斜教学，经费投入保证教学，全校工作服务教学。康复医学本科办学思路有以下几点。

1) 专业教育为基础：注重康复医学的基础理论、基本知识、基本技能的培养和教育，夯实康复医疗服务的基础，使学生能够掌握全面的康复医学知识。

2) 能力教学为重点：康复医学是应用的学科，应把能力培养作为重点。通过教学使学生掌握康复医学的评定和治疗技术，并学会如何在实践中应用。在全面掌握康复医学理论知识的基础上，突出操作能力培养的特点。

3) 创新教育为导向：除了教学方法本身创新之外，还要加强学生探索新方法、开发新技术等创新能力的培养，具备良好的大局观和超前意识。

4) 素质教育为根本：引导学生了解残疾人事业和残疾人康复事业，培养学生具有高尚的道德情操、健全的人格心理，敬业爱岗，勇于奉献，有优质的服务意识。

2. 培养目标

（1）专业能力：熟练掌握临床相关知识及康复治疗的基础理论、基本原理。掌握康复医学的技术和方法，并学会在康复医疗实践中灵活应用。康复医学专业本科教育的培养目标是具有较强综合职业能力的技术型、实用型，能在医疗卫生单位、医学科研部门、教学部门等从事医疗、预防、科研和教学的康复人才。

（2）社会能力：具有良好的政治思想素质和社会公德，具有较强的社会环境适应能力，自觉遵守国家法律、法规和职业规范，具有开拓创新和团队协作精神，具有较强的表达能力和人际沟通能力。

（3）方法能力：具备熟练运用办公自动化工具的能力，具备获取网络信息的能力，树立终身学习理念，具备持续学习和发展的能力，具有独立思考、制订工作计划和解决实际问题的能力。

（二）教师和学生

1. 教师

（1）教师的聘任：康复医学的师资队伍的聘任工作，应按照国际标准和国家标准进行。必须实行教师资格认定制度和教师聘任制度，配备足够数量的基础和专业教师，保证合理的教师队伍结构，适应教学、科研、服务的需求。必须明确规定教师职责。被聘任教师必须具有良好的职业道德及与其学术等级相称的学术水平和教学能力，承担相应的课程和规定的教学任务。必须定期对教师的绩效责任进行评估检查。

足够数量的教师指医学院校配置的教师数量必须符合学校的办学规模和目标定位，符合医学教育规律，师生比应达到国家有关规定的要求。教师队伍结构包括医科教学人员与非医科教学人员、全职与兼职教师以及职称、学位比例。

（2）教师政策与教师培养：医学院校必须保障教师的合法权利和义务，有明确的教师政策并能有效执行，保证教学、科研、服务职能的平衡，认可和支持有价值的业务活动，确保人才培养的中心地位，必须建立教师直接参与教育计划有关决策的机制，必须制订教师队伍建设计划，保证教师的培养、考核和交流，为教师提供专业发展机会。

康复医学教师培养的方法有以下几个方面。

1）参与教学：参加各种教学活动，在实际工作中得到提高。教学过程中，请高年资的教师对教学效果进行评估、座谈、讨论等，帮助提高教学水平。

2）校内交流：通过医学院校内临床医学与基础医学教师间的交流，拓宽教师的知识面，完成好康复医学的系统教学。

3）校外交流：加强与国内外康复医学院校或学术机构的合作，促进对外交流，提高教学水平。对外交流包括本学科领域内、学科领域间以及校际、国际交流等。

4）医教研结合：鼓励教师积极参加科研和临床活动，通过科研和临床实践，丰富教学内容，提高教学质量。通过参加各种学术活动、发表学术文章和著作，提高教师的工作水平。

5）国内外进修学习：进修学习可以系统掌握康复医学的教学知识和先进的教学方法，修正以往的不足，发扬优点，提高教师的自身素质和水平。

（3）康复医学教师应具备的条件

1）遵守宪法和法律，热爱教育事业，履行《教师法》规定的义务，遵守教师职业道德。

2）学历：根据教师法规定，高等学校教师应当具备大学本科以上学历。

3）教育教学能力：①具备承担教育教学工作所必需的基本素质和能力，懂得教育教学的规律和青少年身心发展的规律，具有一定的专业知识水平和运用教育学、心理学等理论解决教学和学生管理实际问题的能力以及组织课程实施、实现教学目的、掌握课程内容、运用教学语言和教学资源等能力和使用普通话提问、板书和讲解的技巧。②普通话水平：应当达到国家语言文字工作委员会颁布的《普通话水平测试等级标准》二级乙等以上标准。③掌握教育学、心理学等方面的知识。④具有学术研究能力和创新能力。⑤身体条件：应当具有良好的身体素质和心理素质，无传染性疾病、无精神病史，能适应教育教学工作的需要。

2. 学生

（1）招生：我国高等学校本科招生工作在国家招生计划调控下，在当地教育主管部门的领导下进行。康复医学本科的招生工作必须根据教育主管部门的招生政策，制定本校招生的具体规定，方可招收学生。康复医学本科的招生章程必须向社会公布，包括院校简介、招生计划、专业设置、收费标准、奖学金、申诉机制等。

（2）新生录取：医学院校必须依据自身的办学条件、社会对人才的需求，科学地确定招生计划和录取标准。医学院校在学生录取过程中，必须贯彻国家的招生政策，不得歧视弱势考生。

（3）学生支持与咨询：医学院校必须建立相应机构、配备专门人员，对保障学生完成学业提供必需的支持服务。医学院校必须提供咨询服务，对学生在学习、心理、就业、生活等方面予以指导。

（4）学生代表：医学院校必须吸收和鼓励学生代表参与学校管理、教学改革、课程计划的制订和评估以及其他与学生有关的事务。医学院校必须支持学生依法成立自我管理、自我教育、自我服务等学生组织，明确主管部门指导鼓励学生开展社团活动，并为之提供设备和场所。

(5) 对学生培养的要求：培养学生德、智、体、美、劳全面发展，具有良好的综合素质和开拓创新能力，具有一定的人际沟通能力和协作能力，具有较高的实际应用和研究能力，具有一定的康复管理和组织能力。系统掌握本专业的基本理论、基础知识和基本技能与方法，能以康复治疗对象为中心，收集资料，分析病史，合理制订康复计划，综合实施康复治疗技术和评定康复治疗效果，能应用康复保健知识向个体、家庭、社区提供整体康复和保健服务。

(三) 课程设置和教学方法

1. **课程设置**　课程设置是指一定学校选定的各类各种课程的设立和安排。课程设置主要包括合理的课程结构和课程内容。合理的课程结构指各门课程之间的结构合理，包括开设的课程合理，课程开设的先后顺序合理，各课程之间衔接有序，能使学生通过课程的学习与训练，获得某一专业所需的知识与能力。合理的课程内容指课程的内容安排符合知识论的规律，课程的内容能够反映学科的主要知识、主要的方法论及时代发展的要求与前沿。课程设置必须符合培养目标的要求，它是一定学校的培养目标在一定学校课程计划中的集中体现。

(1) 课程的主要内容：我国目前康复医学本科教育的学制多为4年。课程安排上，公共基础课程为1~1.5年，康复医学基础课和专业课1.5~2年，实习和毕业论文1年。主干学科有基础医学、临床医学、康复医学。主要课程有思想道德修养、法律基础、医学伦理、英语、信息检索、人体解剖学、人体发育学、生理学、生物化学、免疫学、病原生物学、病理学、病理生理学、药理学、预防医学、诊断学、内科学、外科学、妇产科学、儿科学、老年医学、神经病学等。主要专业课程有康复医学概论、社区康复学、康复评定学、物理治疗学、作业治疗学、言语治疗学、心理康复学、康复工程学、传统康复学、社会康复学、职业康复学、神经康复学、骨科康复学、儿童康复学、老年康复学、内科疾病康复学等。

根据教育部及其他相关规定，康复医学专业本科毕业规定学分为180分，按比例分配在人格与素养课程群、表达与理解课程群、发展基础课程群、专业与服务课程群、研究与探究课程群等课程中，各课程群的学分分配见表5-1-1。

表5-1-1　康复医学本科课程与学分

课程群	课程	学分
人格与素养课程群	思想道德修养、法律基础、中国近代史、政治、哲学、社交礼仪、文化人类学、医学史、医疗纠纷处理与规范等	35
表达与理解课程群	大学语文、大学写作、大学英语、社会调查方法等	19
发展基础课程群	大学数学、大学物理、大学计算机基础、医学伦理、大学生职业设计与管理、信息检索等	29

续表

课程群	课程	学分
专业与服务课程群	人体解剖学、人体发育学、生理学、生物化学、免疫学、病原生物学、病理学、病理生理学、药理学、预防医学、诊断学、内科学、外科学、妇产科学、儿科学、老年医学、神经病学、卫生统计学、康复医学概论、社区康复学、康复评定学、物理治疗学、作业治疗学、言语治疗学、心理康复学、康复工程学、传统康复学、社会康复学、职业康复学、神经康复学、骨科康复学、儿童康复学、老年康复学、内科疾病康复学等	90
研究与探究课程群	循证医学、临床科研设计、物理治疗研究、作业治疗研究、病案讨论等	7
合计		180

（2）课程设置注意事项：康复医学的特点之一是多学科、应用性强。设置课程时应围绕康复医学的学科特点进行，需要注意以下事项。

1）课程规划要完整，可操作。

2）尽量选用规划教材和出版教材，特殊情况可自编教材。

3）注重培养学生综合素质，选择相应课程。

4）依托不同教研室的资源，多元化地选择课程。

5）明确课程选择目的，重点是符合将来工作岗位的要求。

2. 教学方法　教学方法是教师和学生为了实现共同的教学目标、完成共同的教学任务，在教学过程中运用的方式与手段的总称。教师要依据教学的目标和任务、教学内容特点、学生的身心发展状况、教师本身的素养、教学时间和效率的要求、教学方法本身的特性等选择教学方法。

教学模式与教学方法有密切关系。教学模式是在一定教学思想指导下建立起来的为完成某一教学课题而运用的比较稳定的教学方法的程序及策略体系，由若干个有固定程序的教学方法组成。每种教学模式都有自己的指导思想，具有独特的功能，对教学方法的运用和教学实践的发展有很大影响。可以采用教师作为信息的供体、学生作为信息的受体的信息传递过程的教学模式（图5-1-1）。

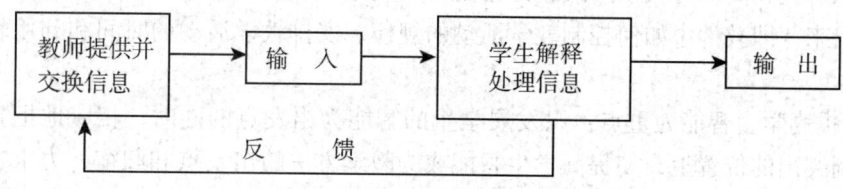

图5-1-1　信息传递的教学模式

（1）常用教学方法

1）讲授法：讲授法是通过教师的口头表述、讲解、讲演等形式系统地传授知识的方法。讲授法的具体方法是：①教师备课：整理讲课思路，确定讲课内容和要采取的教学手段等。②板书或多媒体：包括文字、图像、数式等，内容精炼，重点突出。③了解学生：传出的信息要适合学生的知识背景和兴趣。④教师语言要言简义明、通俗易懂、生动形象，吸引学生参与教学。

讲授法的优点是：①短时间内可系统地传授给学生较多的知识信息，教学效率高。②教学成本低。③讲授内容通用性强。④能把教师的思想和情感注于讲授过程中，感染力强。缺点是：①信息传输方式是单向的，学生处于被动状态。②学生体验知识的效果差。③对学生记忆的影响差。

2）讨论法：讨论法是指以加深对所学内容认识、辨明是非或获得新的结论为目的，把学生组织起来，激发思维，各抒己见以取得共识的教学方法。

讨论法的优点是可调动学生积极思考的能力，提高思维能力和智力，培养学生的语言表达能力，加深对知识的理解。缺点是教学目的、计划和任务缺乏完整性。

讨论法的要点是：①拟定讨论问题，学生要做好准备。②讨论的规模以 7~10 人为宜，各组讨论后派代表在全班发言。③教师要制订规划保证讨论的顺利进行，并要进行必要控制，提高讨论质量。④引导学生发言时观点要鲜明，鼓励学生提出自己的见解。⑤讨论结束后教师要进行恰当的归纳总结，对有争论的问题要指导学生进一步思考。

3）自学指导法：自学指导法是指在教师的指导下，学生自学教材和参考资料的内容以及进行实验，并通过思考和研究而获得知识、掌握技能的教学方法。这种方法有利于学生提高自信心、责任心、忍耐力和独立思考的能力。

自学教学法的具体方法是：①在学生确定自学的题目前，教师可介绍一些相关的背景和参考题目，以开拓学生的思路；学生选定自学题目后，教师要对学生选定的题目进行审核，最后确定自学题目。②教师和学生共同商定学习的近期目标和远期目标。③学生作为教学的参与者，教师作为教学的指导者，共同完成教学工作。

（2）选择教学方法要注意的问题

1）注意学生的个别差异和因材施教：在教学过程中把每个学生都看成具有独特的发展模式和成熟速度的不同个体，并以此为依据，允许学生按自己的发展速度来获得知识和技能。

2）强调教学的整体性：教学方法不是孤立的，采用教学方法时并不是选择某一种单纯的教学方法，而是和教学组织形式结合在一起的，是教学方法与教学组织形式的总和。教学的组织形式，简称为教学形式，是指为了有效地完成教学任务，教学的诸要素如何组合和表现出来，即教学中如何控制教学活动的规模、安排教学活动的时间和利用教学活动的场所。

3）以提高学生智能为重点：以发展学生的智能为出发点的同时，相应地把教学的发展功能提到突出的位置上，使提高学生智能成为教学方法的出发点和归宿，力求在学生掌握知识的过程中，使智能得到充分的发展。

4）注意学生非智力因素的培养：在重视培养学生智能的同时，也不能忽视学生非智力因素的培养，以有利于学生的全面发展。通过教学方法的运用，引起学生的兴趣，激发学生的学习动力，培养学生的情感，增强学生的自信心，使学生养成科学的态度，促进学生个性的全面、和谐发展。

5）注意教法与学法的统一：突出教学的双边性。教学方法要充分体现出在教师引导下学生独立获取知识的特点，既有对教法的要求，也有对学法的要求，力求二者结合，使学生掌握有效的学习方法，提高学习能力。

二、康复医学研究生培养

（一）康复医学硕士研究生培养

1. 康复医学硕士研究生培养（专业学位）

（1）培养目标

1）掌握马克思主义基本原理，拥护党的基本路线，热爱祖国，热爱人民，遵纪守法，品德优良，学风严谨，团结协作，求实进取，全心全意为康复医学事业服务。

2）掌握系统、扎实的康复医学基础理论知识，掌握本专业的国内外学术发展动态。

3）具有较强的临床分析和思维能力，掌握本专业基本技能、基本技术，能独立处理本学科领域内常见病的临床和康复问题。

4）能结合临床实践，学习并掌握康复医学研究和教学的基本方法，具备独立从事科研和教学工作的能力。

5）掌握一门外国语，具备熟练阅读本专业外文资料和一定的外文写作和外语口语交流能力。

6）身心健康。

（2）研究方向

1）神经康复。

2）骨科康复。

3）儿童康复。

4）老年康复。

5）内科康复。

6）康复治疗技术。

7）其他。

（3）学习年限：学制三年。

（4）学位课程设置

学位课程设置和考核方式参见表5-1-2。

表5-1-2 康复医学专业学位硕士研究生学位课程

类别	课程名称	考核方式
必修课	局部解剖学（脊柱四肢）	考试
	分子生物学概论	考试
	发病机制的细胞及分子基础	考试
	神经生物学	考试

续表

类别	课程名称	考核方式
必修课	神经解剖学	考试
	临床科研设计与统计分析	考试
	康复医学	考试
	骨科康复学	考试
	神经康复学	考试
	物理治疗学	考试
	作业治疗学	考试
	外语	考试
选修课	医学文献检索与利用	考试
	计算机应用	考试
	实验动物基础	考试
	循证医学	考试
	医师法	考试
	免疫生化技术	考试
	心理学	考试

(5) 培养方式：实行研究生处、系、教研室三级管理的导师负责制。

1) 德育教育：采取马克思主义理论学习和思想品德教育相结合的方式，运用多种教育形式，提高研究生的政治思想水平、医德医风和科学素质。

2) 课程教育：课程学习原则上在第一学年完成，采取课堂教学、自学、学术讨论等多种形式，使学生进一步拓宽知识范围，掌握本学科的技术和学科发展的前沿动态。

3) 临床实践：主要是临床能力培训。从入学的第二学年开始，研究生进入临床科室，安排到规定的专科进行临床能力培训。以本学科的各专业轮训为主，有必要者可在其他二级学科轮训。

轮训的学科和轮训时间可根据不同专业和培训机构的具体情况确定。可轮训的学科包括内科、神经内科、神经外科、骨科、儿科、急诊科、重症监护病房、医学影像科、老年病科、神经康复科、骨关节病康复科、儿童康复科、老年康复科、心脏康复科、呼吸康复科、物理治疗科、作业治疗科、言语治疗科、心理治疗科、康复评定科等。

通过临床能力培训，掌握本学科常见病、多发病的病因、发病机理、临床表现、诊断和鉴别诊断、康复评定方法、疾病的临床和康复处理方法，以及门、急诊处理，重危病人抢救，病历书写，康复流程各个环节的操作方法等技能，达到高年康复住院医师水平。

4) 教学实践：在导师的指导下，可撰写一定学时的教学教案，并承担本专业大学本科专业课的辅导、带实验、批改作业、组织讨论等教学任务。

5) 科研实践：硕士研究生在课程学习的同时，应广泛收集资料，掌握本专业领域研究方向的国内外动态，在导师指导下拟定研究课题，写出研究课题的文献综述和开题报告。课题研究过程中，应按计划由研究生本人定期在科室作阶段性报告。课题完成后撰写论文，参加论文答辩会。

硕士学位论文对所研究的课题应有新的见解，论文论点明确，论据充分，数据翔实，层次清晰,对本专业有一定的理论意义和实用价值。表明硕士研究生具有从事科学研究工作或独立担负本专业技术工作的能力和相应的理论水平。

(6) 学位授予:论文答辩通过后,根据《中华人民共和国学位条例》及实施办法等有关规定,完成各项考核工作,申请、获得硕士学位。

2. 康复医学硕士研究生培养(科学学位)

(1) 培养目标

1) 掌握马克思主义基本原理,拥护党的基本路线,热爱祖国,热爱人民,遵纪守法,品德优良,学风严谨,团结协作,求实进取,全心全意为康复医学事业服务。

2) 掌握系统、扎实的康复医学基础理论知识,掌握本专业的国内外学术发展动态。

3) 结合临床实际,学习并掌握科学研究的基本方法,完成一篇学术论文并通过答辩。掌握本学科常见病的诊断、治疗、评定原则和方法,熟悉康复治疗技术。

4) 学习并掌握康复医学教学的基本方法,能担当高等医学院校本科生的教学工作。

5) 掌握一门外国语,具备熟练阅读本专业外文资料、一定的听、说、读、写能力。

6) 身心健康。

(2) 研究方向

1) 神经康复研究。

2) 骨科康复研究。

3) 儿童康复研究。

4) 老年康复研究。

5) 内科康复研究。

6) 康复治疗技术研究。

7) 其他。

(3) 学习年限:学制三年。

(4) 学位课程设置

学位课程设置和考核方式参见表 5-1-3。

表 5-1-3 康复医学科学学位硕士研究生学位课程

类别	课程名称	考核方式
必修课	局部解剖学(脊柱四肢)	考试
	人体断层解剖学	考试
	医学发育生物学	考试
	分子生物学概论	考试
	发病机制的细胞及分子基础	考试
	神经生物学	考试
	神经解剖学	考试
	康复医学	考试
	骨科康复学	考试
	神经康复学	考试
	物理治疗学	考试

续表

类别	课程名称	考核方式
必修课	作业治疗学	考试
	外语	考试
	医学统计学	考试
选修课	医学文献检索与利用	考试
	计算机应用	考试
	实验动物基础	考试
	医学影像学	考试
	循证医学	考试
	医师法	考试
	免疫生化技术	考试
	神经生物学	考试
	心理学	考试

(5) 培养方式：实行研究生处、系、教研室三级管理的导师负责制。

1) 德育教育：采取马克思主义理论学习和思想品德教育相结合的方式，运用多种教育形式，提高研究生的政治思想水平、医德医风和科学素质。

2) 课程教育：课程学习原则上在第一学年完成，采取课堂教学、自学、学术讨论等多种形式，使学生进一步拓宽知识范围，掌握本学科的技术和学科发展的前沿动态。

3) 临床实践：主要是临床能力培训。从入学的第二学年开始，研究生进入临床科室，安排到规定的专科进行临床能力培训。以本学科的各专业轮训为主，有必要者可在其他二级学科轮训。

轮训的学科和轮训时间可根据不同专业和培训机构的具体情况确定，可参考专业学位所要轮转的学科。

4) 教学实践：在导师的指导下，撰写教学教案，并承担本专业大学本科专业课的教学、带实验、批改作业、组织讨论等教学任务。

5) 科研实践：硕士研究生在课程学习的同时，应广泛收集资料，掌握本专业领域研究方向的国内外动态，针对康复医学的难点、重点和热点进行选题，写出研究课题的文献综述和开题报告。课题研究过程中，应按计划由研究生本人定期在科室作阶段性报告。课题完成后撰写论文，参加论文答辩会。硕士研究生应具有运用所学知识解决临床实际问题和从事临床科学研究的能力。

(6) 学位授予：论文答辩通过后，根据《中华人民共和国学位条例》及实施办法等有关规定，完成各项考核工作，申请、获得硕士学位。

(二) 康复医学博士研究生培养

1. 培养目标

(1) 掌握马克思主义基本原理，拥护党的基本路线，热爱祖国，热爱人民，遵纪守法，品德优良，学风严谨，团结协作，求实进取，全心全意为康复医学事业服务。

(2) 掌握坚实、宽广的康复医学基础理论知识和系统、深入的专业知识，掌握本专业的国内外最新研究动态和发展趋势。

（3）博学多才，具有很强的临床分析和思维能力，掌握本专业的技能、技术，能独立处理本学科领域内的常见病的临床和康复问题。

（4）能结合临床实践，学习并掌握康复医学研究和教学的方法，具备独立从事科研和教学工作的能力。培养在本领域具有创新性成果的高层次创造型人才。

（5）掌握一门外国语，具备熟练的听、说、读、写能力。如果第一外语不是英语，第二外语必须要选择英语。

（6）身心健康。

2. 研究方向

（1）神经康复。

（2）骨科康复。

（3）儿童康复。

（4）老年康复。

（5）内科康复。

（6）康复治疗技术。

（7）其他。

3. 学习年限　学制三年。

4. 培养方式　实行研究生处、系、教研室三级管理的导师负责制和集体指导相结合的培养方式。成立由导师为组长，本专业2~4名副教授以上职称的专家博士研究生培养小组。其培养流程见图5-1-2。

（1）德育教育：采取马克思主义理论学习和思想品德教育相结合的方式，运用多种教育形式，提高研究生的政治思想水平、医德医风和科学素质。

（2）课程教育：课程学习原则上在第一学年完成，采取课堂教学、自学、学术讨论等多种形式，使学生进一步拓宽知识范围，掌握本学科的技术和学科发展的前沿动态。

（3）临床实践：主要是临床能力培训。从入学的第二学年开始，研究生进入临床科室，安排到规定的专科进行临床能力培训。以本学科的各专业轮训为主，有必要者可在其他二级学科轮训。承担本专科院内会诊，带教实习医师查房，安排一定的门诊、急诊工作，担任总住院医师或相当的医疗和行政管理工作半年以上。通过专科培训，培养严密的逻辑思维和较强的分析问题、解决问题的能力，熟练掌握本专业常见病诊疗技术，独立处理本学科常见病及某些疑难病症。

（4）教学实践：在导师的指导下，可撰写一定学时的教学教案，并承担本专业大学本科专业课的辅导、带实验、批改作业、组织讨论等教学任务，协助硕士研究生的培养。

（5）科研实践：博士研究生在课程学习的同时，应广泛收集资料，掌握本专业领域研究方向的国内外动态，在导师指导下拟定研究课题，写出研究课题的文献综述和开题报告。课题研究过程中，应按计划由研究生本人定期在科室作阶段性报告。课题完成后撰写论文，参加论文答辩会。

博士学位论文对所研究的课题应有新的见解，论文论点明确，论据充分，数据翔实，层次清晰，对本专业有一定的理论意义和实用价值。表明博士研究生具有从事科学研究工作或独立担负本专业技术工作的能力和相应的理论水平。

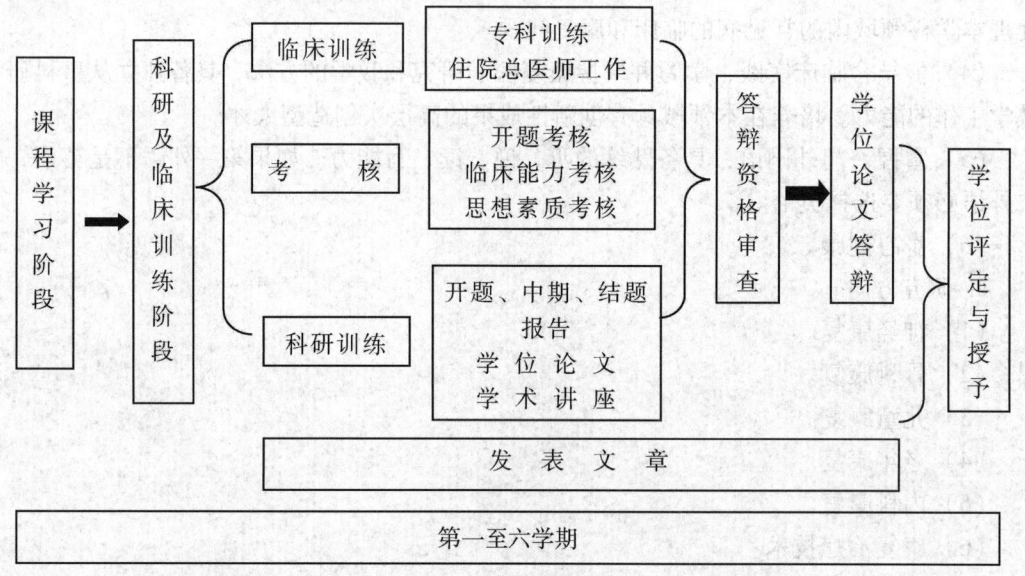

图5-1-2 康复医学博士研究生培养流程

5. 课程要求　博士研究生课程分必修课和选修课，必修课分学位公共课和学位专业课。按规定要修满足够的学分。

（1）必修课

1）马克思主义理论课。

2）专业英语。

3）学位专业课：由导师组开设，可采取下面三种形式之一。

①由本专业组织统一授课，采取课程考试方式。

②未统一开课的，本专业命题并组织考试，具体考试方式由各专业自行决定。

③经典著作或文献阅读，写出读书报告3篇，由导师或导师组评定成绩。

4）前沿讲座：前沿讲座旨在博士研究生掌握本学科重大学术问题和前沿性问题，提高其学术活动的兴趣和交流能力。前沿讲座的内容包括国内外研究的动态介绍、文献综述、新技术和新成果介绍等。主要形式有以下几种。

①学术讲座和学术讨论会：包括各个级别的讲座和讨论会。

②综述报告和研究进展报告：要求在读期间完成6~8次，其中在学科和研究生院完成2次，由导师组考核。

③课题计划撰写：博士研究生要在广泛收集文献资料的基础上，完成一份完整的课题计划。要求立题新颖、思路清晰、课题设计合理。由导师组进行评审。

（2）选修课：要修满足够学分。

（3）补修课：跨学科考入或同等学力考入的博士研究生，应补修本专业硕士阶段的主干课程1~2门，不计学分。

6. 学位课程设置　学位课程设置和考核方式参见表5-1-4。

表 5-1-4　康复医学博士研究生学位课程

类别		课程名称	考核方式
必修课	学位公共课	现代科学革命和马克思主义	考试
		专业英语	考试
	学位专业课	康复医学诊治进展	考试
	讲座	前沿讲座	考查
选修课		医学分子生物学实验技术	考试
		细胞生物学技术	考试
		免疫生化技术	考试
		实验核医学	考试
		医学研究中的统计学方法	考试
		复杂疾病易感基因的鉴定和分析方法	考试
		人类分子遗传学	考试
		细胞生物学研究进展	考试
补修课		医学统计学	考试
		局部解剖学（四肢脊柱）	考试

7. 中期考核　博士研究生实行中期考核制度，要求在中期完成。由 5~7 名专家组成考核委员会，对学生入学以来的思想表现、科研能力、论文的设计和准备及健康状况进行综合考评。合格者方可进入博士论文研究和写作阶段。

8. 科学研究与学位论文

（1）选题和开题报告：在第二学期完成。要求广泛收集文献资料，熟悉本学科发展的前沿，明确主攻方向，在导师的指导下确定论文题目。

开题前要完成不少于 60 篇的相关文献综述，字数不少于 5000 字。综述由导师组 3 位以上成员进行评审、备案。

进入论文工作前必须完成开题报告，听取专家意见，完善论文内容，方可确定研究题目。开题报告的内容包括选题的目的、选题的依据、国内外进展情况、研究的基本内容、采取的方法和手段、预期达到的水平、科研的条件、可能出现的问题和解决方法、进度安排、经费使用等。

（2）定期检查学位论文进展情况：进入论文研究阶段后，必须向导师组进行 2 次以上中期论文报告，导师组给予评估和指导。

（3）学位论文答辩：学位论文完成后，由学院学位委员会组织公开的论文答辩会。评审委员会根据学生论文和答辩情况给出评定结果。答辩通过后，方有资格取得博士学位。

（4）发表论文要求：博士研究生在读期间，至少以第一作者发表 1 篇影响因子在 1 以上的 SCI 论文。

9. 学位授予　论文答辩通过后，根据《中华人民共和国学位条例》及实施办法等有关规定，完成各项考核工作，申请、获得博士学位。

第二节 康复医学专业人员培训

一、康复医师培训

康复医学是一个技术性强的学科,要想符合专业岗位的要求,除了需要掌握医学知识、社会学知识外,还要有扎实的康复治疗工作基础和各项技术操作能力。因此,针对康复医师应该有一个详细、完整的培训方案。康复医师培养一般需要 5 年完成,分两个阶段。前三年为第一阶段,为基础培养阶段;后两年为第二阶段,为康复医学亚专业培养阶段。通过第一阶段培养并考试合格者方可进入第二阶段。

(一) 培训目标

掌握本专科的基础理论、基本知识、基本技能。掌握本学科常见病的诊断、康复评定、康复治疗方法和残疾的预防措施。掌握相关学科的临床诊疗基础知识和基本技能。能独立从事本专科临床康复的诊治工作,并学会康复医疗组的管理模式。初步了解本专科临床科学研究和教学的方法。

(二) 培训方法

1. 第一阶段

(1) 第一年

1) 培训轮转科室和时间安排

第一年在相关临床科室轮转,重点了解并熟悉内科、神经内科、神经外科、骨科等临床诊断和治疗的基本原则、方法和各项操作规程。需要轮转的科室和时间参见表 5-2-1。

表 5-2-1 第一年轮转科室和时间

轮转科室	时间(月)
神经内科	3
神经外科	1
骨科(包括脊髓损伤)	4
心内科	1
呼吸内科	1
内分泌科	1
风湿病科	1
总计	12

2) 培训内容和要求

①神经内科和神经外科:掌握神经系统常见疾病的问诊、体格检查、定位和定性诊断要点、治疗方法等。基本掌握神经系统常见疾病的 CT、MRI 等影像学表现、肌电图等神经生理学的报告分析。熟悉神经科常用药物和神经系统疾病并发症的防治。在神经内科和神经外科轮训期间要求诊治的病种和病例数和技术操作参见表 5-2-2。

表 5-2-2　神经内科和神经外科轮训期间要求诊治的病种及例数

病种	例数（≥）
脑血管病（包括脑出血、脑梗死、脑栓塞、TIA 等）	20
帕金森病	2
阿尔茨海默病	2
周围神经病（包括吉兰-巴雷综合征等）	4
颅脑外伤	8
脊髓疾患（包括脊髓损伤，急、慢性脊髓炎，脊髓蛛网膜炎等）	6
肌电图等神经生理学检查（老师指导下操作和完成报告）	4

②骨科：掌握各部位的骨折、截肢、手外伤、关节置换术、颈椎病、腰椎间盘病变、脊髓损伤等常见疾病的体格检查、临床诊断和治疗方法。熟悉常见骨科疾病的 X 线片、CT、MRI 等影像学表现。了解骨科常见病的手术指征、手术前后的处理原则。在骨科轮训期间要求诊治的病种和病例数参见表 5-2-3。

表 5-2-3　骨科轮训期间要求诊治的病种及例数

病种	例数（≥）
颈椎病	10
腰部疾病	10
骨折	8
脊柱损伤	6
手外伤	2
关节置换术	3
截肢	2

③内科：掌握内科常见病的临床检查、诊断及治疗的基本原则与方法，其中必须掌握的内容有高血压病诊治原则、冠心病（包括心肌梗死）的诊治原则、心律失常的处理、心电图的基本原理及常见疾病的心电图诊断、心肺复苏技术、慢性阻塞性肺疾病的诊治原则、糖尿病的诊治和预防原则、风湿性关节炎的诊治原则、类风湿性关节炎的诊治原则、强直性脊柱炎的诊治原则。在内科轮训期间要求诊治的病种、病例数和技术操作参见表 5-2-4 和表 5-2-5。

表 5-2-4　内科轮训期间要求诊治的病种及例数

病种	例数（≥）
原发性高血压	10
冠心病	5
心律失常	3
慢性阻塞性肺疾病	4
糖尿病	4
风湿性关节炎	4
类风湿性关节炎	2
强直性脊柱炎	2

表 5-2-5　内科轮训期间的技术操作培训

技术操作名称	例数（≥）
心电图阅读	6
心肺复苏技术	2

（2）第二至第三年

1）培训科室和时间安排：第一年培训结束，经执业医师考试合格后进入康复医学科专科培养，时间为2年。重点培养专业为康复治疗学、神经康复、骨科康复、内科康复、儿童康复和康复门诊等。需要培训的专业和时间参见表5-2-6。

表 5-2-6　第二年轮转科室和时间

轮转科室	时间（月）
物理治疗	3
作业和言语治疗	3
神经康复	6
骨科康复	6
内科康复和儿童康复	3
康复门诊	3
总计	24

2）培训内容和要求：掌握康复医学专科的基本理论、基本知识和基本技能。熟悉本专业病历的特点，能完整地收集病史，独立完成功能检查、评估和书写病历。掌握本专科常见病、多发病的康复评定、康复目标的制定、康复计划的组织实施、康复流程和康复治疗组的工作方法。熟悉常用物理治疗、作业治疗、言语治疗、假肢和矫形器装配的特点、适应证和使用注意事项等。

①康复治疗科：熟悉物理治疗、作业治疗、言语治疗的内容和方法。熟悉物理治疗、作业治疗、言语治疗的适应证、禁忌证。

②神经康复：掌握神经康复评定的基本原则和方法。能够制订完整的康复医疗计划。掌握康复治疗的手段和方法。神经康复科培训安排参见表5-2-7。

表 5-2-7　神经康复科培训安排

病种	例数（≥）
脑血管病康复	20
周围神经疾病康复	5
颅脑外伤康复	8

③骨科康复：掌握骨科康复治疗的基本原则和方法。慢性疼痛的康复可结合骨科康复专科技能训练安排进行。骨科康复培训安排参见表5-2-8。

表 5-2-8 骨科康复培训安排

病种	例数（≥）
腰椎间盘病变康复	10
颈椎病康复	10
脊髓损伤康复	5
骨折康复	5
手外伤康复	5
周围神经损伤康复	5
截肢康复	2
关节置换术康复	2

④内科康复和儿童康复：掌握内科常见疾病的康复评定的基本原则、方法，能够制订完整的康复治疗计划及治疗方法。掌握儿童脑瘫康复的评定、康复计划制订的原则和康复治疗方法。内科康复和儿童康复培训安排参见表 5-2-9。

表 5-2-9 内科康复和儿童康复培训安排

病种	例数（≥）
高血压病康复	4
冠心病康复	4
慢性阻塞性肺疾病康复	2
糖尿病康复	4
风湿性关节炎康复	6
脑瘫康复	6

⑤康复门诊：掌握神经康复、骨科康复、内科康复和儿童康复门诊的康复评定、康复目标和计划制定、康复治疗实施方法。掌握疼痛康复的评定、康复计划制订的原则和康复治疗方法（包括局部神经阻滞治疗和各种类型疼痛 10 例。掌握肌电生物反馈训练方法（操作 3 例）。掌握假肢配戴的原则和方法，能开出假肢、矫形器处方（不同类型 5 例）。

2. 第二阶段　本阶段主要是在康复医学科内进入亚专业培训。要求掌握本专业相关疾病的病史采集、体格检查、各项客观检查结果的判断、疾病诊断、康复评定、康复流程、康复目标的制定、康复计划的组织实施、康复治疗的方法等。在这一阶段，担任住院总医师 1 年，负责科室内各专业组及相关部门的联络和协调工作，在上级医师的指导下独立诊断和处理住院患者，负责科室间的会诊，协助科主任进行科室医疗行政管理工作。

3. 专业知识学习

（1）学习方式和数量：在两个阶段培训期间，要参加本专业及相关专业知识学习、培训。学习方式和数量参见表 5-2-10。

表 5-2-10 专业知识学习方式和数量

学习方式	数量
讲课、讲座	≥6 次/年
病例讨论会	≥4 次/年
文献报告会	≥2 次/年
科研报告会	≥2 次/年
自学	经常

(2) 学习内容：专业知识学习内容可有以下几个方面。

1) 康复医学发展史。
2) 神经系统、肌肉骨骼系统、心肺系统、疼痛等的功能评定及康复治疗。
3) 运动损伤的康复。
4) 儿童康复。
5) 老年残疾的康复。
6) 物理治疗学、作业治疗学、言语治疗学等康复治疗技术。
7) 神经心理学、一般心理学和职业能力的测试及方法。
8) 康复医疗设备的安全、保养、实际操作。
9) 假肢，矫形器，轮椅，移动设备，特殊床和其他辅助设备处方。
10) 残疾的评定。
11) 残疾的预防。
12) 注射技术、肌电生物反馈技术等。
13) 康复管理。
14) 其他。

(三) 较高标准

1. 应对本专业国内外的近3年进展有一些基本的了解。
2. 能独立指导和带领康复医疗组完成整个康复计划，取得良好的康复效果。
3. 外语应达到撰写专业英文摘要的水平。
4. 能进行医学院本科或相应水平的教学。
5. 能参与本专业相应的科研工作，撰写杂志论文1篇。
6. 能熟练地使用计算机网络，阅读网上的专业文献资料。

二、康复治疗师培训

(一) 培训目标

掌握本专科的基础理论、基本知识、基本技能。掌握本学科常见病的诊断、康复评定、康复治疗技术和方法。初步了解本专科科学研究和教学的方法。

(二) 培训方法

康复治疗师的培训期为3~5年。按3年培训，可分为3个阶段，第一阶段为基础知识培训，第二阶段为康复治疗技术培训，第三阶段为专科疾病康复技术培训。培训的整体计划参见表5-2-11。

表 5-2-11　康复治疗师培训的整体计划

培训阶段	培训时间	培训内容	考核方式
第一阶段	2 个月	康复医学基础知识	考试
	2 个月	骨科知识	考试
	2 个月	神经疾病知识	考试
第二阶段	12 个月	康复治疗技术	操作考试
第三阶段	18 个月	专科疾病康复技术	操作考试

1. 第一阶段　基础知识培训可在康复医学科、骨科、神经内科轮训完成，培训结束时考试。

（1）康复医学科：培训时间 2 个月。要求掌握康复的基本知识，包括康复及康复医学的概念、与康复相关的概念、康复的评定方法、康复医学的流程和工作方法等。培训方式可采取授课、自学、授课与实习相结合的方法等。

（2）骨科：培训时间 2 个月。要求掌握骨科的基本知识，包括骨科常见疾病的概念、病因、病理、临床表现、体格检查方法、客观检查方法、诊断、治疗方法等。培训方式同康复医学科。

（3）神经内科：培训时间 2 个月。要求掌握神经内科的基本知识，包括神经内科常见疾病的概念、病因、病理、临床表现、体格检查方法、客观检查方法、诊断、治疗方法等。培训方式同康复医学科。

2. 第二阶段　第一阶段培训完成后进入第二阶段，进行 12 个月的康复治疗技术培训。康复治疗技术培训主要在康复医学科的各个治疗室完成，包括运动治疗室、理疗室、作业治疗室、言语治疗室、心理治疗室、假肢矫形器室等，每个科室培训结束后进行考试或考核。

（1）运动治疗室：培训 2~3 个月。要求掌握或了解偏瘫、脊髓损伤患者主要的康复评定技术和康复治疗技术（表 5-2-12）。

表 5-2-12　运动治疗室培训内容

康复评定技术	康复治疗技术
关节活动度评定	良肢位摆放
肌力评定	关节活动度训练
感觉评定	肌力训练
肌张力评定	Brunnstrom 治疗技术
Brunnstrom 评定	Bobath 治疗技术
Fugl-meyer 评定	Rood 治疗技术
平衡评定	PNF 治疗技术
ADL 评定	运动再学习治疗技术
脊髓损伤平面评定	肌肉牵拉技术
脊髓损伤程度评定	关节松动技术

（2）理疗室：培训 1~2 个月。要求掌握直流电疗法、神经肌肉电刺激疗法、功能性

电刺激疗法、中频电疗法、干扰电疗法、超声波疗法、红外线治疗、紫外线治疗、激光治疗、生物反馈治疗、蜡疗、冷疗、水疗、压力疗法、牵引疗法等的作用、适应证、禁忌证、操作技术等。

（3）作业治疗室：培训2个月。要求掌握作业疗法的概念、分类、对象、目的、康复评定、治疗技术、辅助具的作用和选择方法。重点掌握的技术是作业活动分析、作业活动设计、作业活动治疗、ADL训练等。

（4）言语治疗室：培训2个月。要求掌握言语功能障碍的概念、分类、特点、康复评定方法，言语治疗的目的、治疗原则和治疗技术。重点是掌握失语症、构音障碍的评定方法和治疗方法。

（5）心理治疗室：培训2个月。要求掌握残疾人的心理特征和变化过程。掌握心理的评定方法和治疗原则。

（6）假肢矫形器室：培训1~2个月。要求掌握辅助器具的概念、分类、特点、作用、选用原则、使用和训练方法、注意事项等。掌握简单辅助器具的制作方法。

3. 第三阶段　为专科疾病康复技术培训阶段，时间为18个月。包括骨科疾病、偏瘫、脊髓损伤、脑瘫、心肺疾病等康复技术的培训。一般情况下，骨科疾病康复技术培训4个月、偏瘫康复技术培训4个月、脊髓损伤康复技术培训4个月、脑瘫康复技术培训3个月、心肺康复技术培训3个月，各种疾病的培训时间可根据实际工作和培训情况进行调整。

（1）骨科疾病康复技术：培训4个月。要求掌握骨关节病关节活动度评定技术、骨关节病肌力评定技术、骨关节病感觉评定技术、骨关节病疼痛评定技术、关节松动技术、骨关节病的运动技术。掌握颈椎病、腰椎间盘突出、肩周炎、骨折、截肢、骨关节炎、慢性疼痛等疾病的康复评定方法、康复目标和计划的制定、康复治疗方法等。

（2）偏瘫康复技术：培训4个月。要求掌握偏瘫患者关节活动度评定技术、运动功能评定技术、感觉功能评定技术、肌张力评定技术、平衡评定技术、步态评定技术。掌握偏瘫患者良肢位摆放技术、关节活动技术、肌力训练、Brunnstrom治疗技术、Bobath治疗技术、Rood治疗技术、PNF治疗技术、运动再学习治疗技术、肌肉牵拉技术、关节松动技术等。掌握偏瘫患者早期康复、恢复期康复和后遗症期康复的康复评定方法、康复目标和计划的制定、康复治疗方法等。

（3）脊髓损伤康复技术：培训4个月。要求掌握脊髓损伤患者关节活动度评定技术、肌力评定技术、感觉功能评定技术、肌张力评定技术、平衡评定技术、步态评定技术、膀胱功能评定技术、直肠功能评定技术。掌握脊髓损伤患者良肢位摆放技术、关节活动技术、肌力训练、肌肉牵拉技术、平衡训练技术、步行训练技术、轮椅使用训练技术等。掌握不同时期脊髓损伤患者的康复评定方法、康复目标和计划的制定、康复治疗方法等。

（4）脑瘫康复技术：培训3个月。要求掌握脑瘫的定义、分类、平衡评定技术、步态评定技术、言语评定技术、智力评定技术、关节活动技术、肌肉牵拉技术、运动疗法技术、作业疗法技术、Vojta疗法、Bobath治疗技术、引导式教育。掌握脑瘫患者康复评定方法、康复目标和计划的制定、康复治疗方法等。

（5）心肺康复技术：培训3个月。要求掌握心肺康复的定义、心肺功能的评定方法、不同时期心肺疾病的康复治疗原则、康复目标的制定、康复治疗方法等。

4. 专业知识培训

（1）培训方式：培训方式有讲课、讲座、病例讨论会、文献报告会、科研报告会和自学等。

（2）培训内容：培训内容有康复医学、康复评定学、物理治疗学、作业治疗学、言语治疗学、心理治疗学、骨科康复学、神经康复学、脊髓损伤康复学、脑瘫康复学、心肺康复学、康复专业外语等。

（李建军　桑德春）

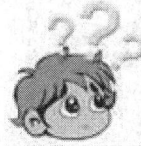

思考题

1. 康复医学本科生的培养方法是什么？
2. 康复医学研究生的培养目标是什么？
3. 康复医师的培训方法是什么？
4. 康复治疗师的培训分几个阶段？

第六章 康复事业与残疾人社会保障

学习目标
1. 掌握我国康复事业与组织。
2. 熟悉国际康复事业与组织。
3. 了解国际和我国残疾人事业与组织。
4. 掌握我国残疾人社会保障的发展历程和特点。
5. 了解残疾人社会保障体系建设的措施。

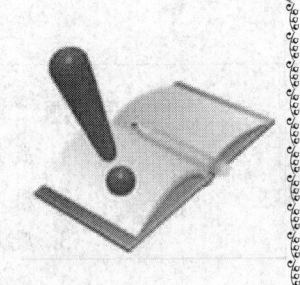

人类残疾的出现,给个人、家庭和社会造成了巨大负担。解决这些问题,靠残疾人个人是万万做不到的,需要全社会共同参与、完成,需要社会保障体系的支持。康复事业是残疾人事业的一个重要组成部分,在解决残疾人的问题中,经历了发生、发展的过程,在世界范围内取得了可喜的成绩,本章将进行介绍。

第一节 康复事业与组织

一、国际康复事业与组织

(一)国际康复事业

自从"康复"一词应用到医学领域之后,国际康复事业经历了发生、发展和不断完善的过程。在世界各国,康复已经不是单纯的医疗活动,而是在法律的保护下,政府制定相关的政策,卫生、民政、教育、劳动就业、残疾人组织等政府部门给予必要的支持和保障,使得残疾人的康复医疗工作得以顺利进行。康复已经形成为为残疾人排忧解难、促进他们回归家庭和社会的一项事业。康复医学在治疗技术、治疗对象、治疗机构、科研、教学、学术和行业组织等各个方面得到了飞速的发展,形成了体系,满足了越来越多的康复需求(详见第一章第三节)。

(二)国际康复组织

在联合国秘书处系统,负责残疾人事务的主要是经济与社会事务部的社会政策与发展司,该司内设有残疾人股。参与残疾人工作的还有人权司、技术合作进步发展部、新闻部、麻醉药品司和联合国贸易组织。目前,国际上与康复有关的主要有以下组织。

1. 康复国际（Rehabilitation International，RI） 康复国际是从事残疾人康复工作的非政府国际组织，由残疾人组织、残疾人工作者组织、政府机构和个人组成。该组织创立于1922年，其前身为"国际跛足儿童协会"。协会的创建人和首届会长是美国俄亥俄州的艾德加·艾伦先生。1972年更名为"康复国际"，主席为香港的方心让先生。秘书处设在纽约，分设6个地区委员会。康复国际目前拥有86个正式会员，27个准会员，分属于77个国家和地区，尚有9个国际会员。下设阿拉伯、亚太、非洲、北美、拉美、欧洲等地区委员会及教育、技术、休闲娱乐与体育、医学、组织与行政、社会、职业等各专业委员会。

康复国际具有联合国经济及社会理事会特别咨商地位。其宗旨为通过自身工作改善残疾人生活质量。中国残疾人联合会1988年加入该组织，现为国家级会员。康复国际属非营利、非政府性质的全球性残疾人组织。

2. 国际物理医学与康复医学学会（International Society of Physical and Rehabilitation Medicine，ISPRM） 国际物理医学与康复医学学会是由国际康复医学会（International Rehabilitation Medicine Association，IRMA）和国际物理医学与康复联合会（International Federation of Physical Medicine and Rehabilitation，IFPMR）合并而成。

国际康复医学会成立于1969年，会员性质主要是个人会员制，会员资格是康复医师及对康复有特殊兴趣的各科执业医师，约有会员2000人。学会的宗旨是促进康复医学知识和应用水平的提高，以便更好地对由各种原因引起的人体任何系统的致残性疾患进行医学诊断和处理。学会每4年召开一次学术交流大会，开展康复医学科技信息交流，出版学会刊物。

国际物理医学与康复联合会成立于1950年，会员性质主要是团体会员制，会员资格是各国的物理医学与康复学会和对物理医学与康复有兴趣的地区性或全国性的医学学会，有团体会员30多个。学会的宗旨是联合各团体会员以及其他的物理医学与康复的地区性或全国性学会，推动物理医学与康复的各个方面都得到发展。学会每4年召开一次学术交流大会，出版刊物进行交流。

进入20世纪80年代以后，国际专业人士感到国际康复医学会和国际物理医学与康复联合会这两个专业领域基本相同的国际性组织在会议、目标、活动等方面有交叉和重复之处，遂为了便于开展工作而合并成为国际物理医学与康复医学学会。该学会的宗旨是把学会建设成为物理医学与康复医学专业人员的优秀的国际性的科技和教育方面的学会，帮助医师们从知识技能和态度等方面提高对残疾的认识和处理能力，帮助有残损和残疾的人们改善生活质量，提供一个机制以便向世界卫生组织反映有关医疗康复方面的信息等。其任务是：①每两年召开一次ISPRM的国际学术交流大会。②与WHO及其机构保持联系，制订有关康复服务、物理医学与康复医学教育培训的政策和原则。③支持与鼓励全科医务人员在物理医学与康复医学方面得到进修提高。④国际层次上，促进科研活动及沟通。⑤促进康复方面的国际交流，传播有关康复的会议的信息资料。⑥鼓励和促进各科医师培养起和增加对康复医学和物理医学的兴趣。⑦面向一般医师，制定一些康复医疗训练和参与康复医疗工作的模式，使他们有足够的训练水平，能适应社区服务的需要。会员性质有团体会员、个人会员和企业会员。

3. 世界物理疗法联盟（World Confederation for Physical Therapy, WCPT） 世界物理疗法联盟是物理疗法的国际性组织。世界物理疗法联盟成立的目的是制定和完善物理疗法教育标准，促进科学研究，提高物理疗法的地位，提出有关健康的社会问题和政治问题，与世界卫生组织等国际组织合作，为丰富和发展康复医疗服务作出贡献。世界物理疗法联盟的条款有促进物理疗法教育和事业的高速发展，促进信息交流，促进科学研究，发展物理治疗师协会，帮助各国物理疗法团体为提高物理治疗师地位而努力，组织物理治疗师的国际会议，成为物理治疗师的国际代表，与各国及国际组织合作，发表与健康相关的社会、政治问题的意见，开展有利于联盟发展的合法活动等。

1951年以英国和美国的物理治疗师协会为首，在丹麦的哥本哈根召开了世界物理疗法联盟总会。1953年召开了第一次世界物理疗法联盟学术会议。以后，形成了惯例，每4年在世界范围内召开一次。到2000年世界物理疗法联盟的会员国达82个。

4. 世界作业治疗师联合会（World Federation of Occupational Thrapists, WFOT） 世界作业治疗师联合会是由国际残疾人康复协会为推进世界康复事业的发展而创建的，其宗旨是向世界各国推广普及作业疗法，建立作业疗法流程，增加各国间的学术交流，讨论作业疗法的有关问题，提高作业疗法的水平。1952年在英国，6个会员国代表讨论，制定了加盟该组织的条件、作业治疗师的教育标准及该组织的有关章程（1963年和1984年进行了修改）。1954年8月有10个国家的400名代表参加了第一次总会，以后每4年举行一次会议，每2年开一次委员会。第二次会议有32个国家、750名代表参加。1956年全世界注册了52所作业治疗师培养学校，到1975年达到129所，1988年增加到205所。世界作业治疗师联合会经过这样的启动过程，规范了作业疗法的各项标准，推动了作业疗法的发展。

世界作业治疗师联合会的启动过程，得到了世界卫生组织（WHO）的支持和帮助，提供了富有作业疗法经验的专家名册，便于所需要的国家使用，并确定了WHO顾问资格标准、WFOT加盟国的条件及WFOT加盟国的义务等。

二、我国康复事业与组织

（一）我国康复事业

在党和国家的关怀、指导下，我国自20世纪80年代初引进了现代康复医学，在了解国际先进国家康复医学发展情况的基础上确立了我国开展康复医学工作的思路和方法。1982年初，卫生部提出选择若干疗养院、综合医院试办康复医疗机构，通过试点，摸索经验，逐步推广。政府和相关部门陆续制定颁布了有关法规和规划，促进了康复医学事业的发展。1984年，卫生部向全国卫生系统下达指示，要求各级卫生部门要重视和支持康复医疗工作，使它得到进一步的发展。1987年卫生部明确指出：在建设具有中国特色的社会主义卫生事业的过程中，康复医学应当和预防、医疗、保健等协调发展。

1990年卫生工作开始把保健、预防、医疗和康复紧密结合起来，为保障人民的健康及其生活能力和劳动能力服务。同年，第七届全国人民代表大会常务委员会第十七次会议通过了《中华人民共和国残疾人保障法》，并于1991年5月15日起施行。这部法律的第二章明确了康复相关问题，成为开展康复工作的法律依据。为了贯彻执行《残疾人保障法》，卫生部、民政部、中国残疾人联合会于1991年共同制定并颁发了《康复医学事业"八五"规划要点》，并且先后采取了一系列的具体措施，以推动康复医学事业的发展。1996年，我国颁布了《中华人民共和国老年人权益保障法》，其中对于设置老年人康复设施等都作出了规定，成为发展我国老年人康复事业的依据。以后，我国在宣传康复医学知识、培养康复医学人才、建立康复医疗机构、开展社区康复、创办康复医学学术团体、进行康复医学和康复工程学研究、国内外学术交流等方面积累了经验，取得了成绩，康复事业得到了蓬勃发展。

我国康复事业虽然起步较晚，但发展较快，迄今已经形成了一定规模，取得了很大成绩，其发展历程详见第一章第三节。

（二）我国康复组织

目前，我国在国家和地方均成立了康复医学的行业和学术组织，在全国范围内较有影响力的有以下几个。

1. 中国康复医学会（Chinese Association of Rehabilitation Medicine.，CARM）　中国康复医学会是由全国康复医学工作者自愿组成并依法登记成立的公益性、学术性群众团体，是党和政府联系康复医学工作者的桥梁和纽带，是国家发展康复医学事业的社会力量。该会会员分为个人会员和团体会员。

（1）中国康复医学会的宗旨：遵守宪法、法律、法规和国家有关政策，贯彻国家卫生工作基本方针，弘扬"尊重知识、尊重人才"的社会风尚，倡导"献身、创新、求实、协作"的科学精神，坚持独立自主、民主办会和"百花齐放，百家争鸣"的方针，团结和动员全国康复医学工作者，以经济建设为中心，实施科教兴国和可持续发展战略，促进康复医学事业的发展和繁荣，促进康复技术的普及和推广，促进专业人员的成长和提高，为卫生工作的改革与发展服务，为社会主义物质文明和精神文明建设服务。

（2）中国康复医学会的业务范围：①传播科学精神和思想，普及康复医学知识，举办科技展览，推广先进的康复技术和方法。②开展国内外学术交流，活跃学术思想，促进学科发展。③举办康复医学继续教育和相关业务培训。④编辑出版康复医学专业书刊及相关音像制品。⑤开展科学论证和科技咨询，提出政策建议。⑥接受委托承担科技项目评估、科技成果鉴定、康复器材标准及产品质量认证、康复医学专业技术职务考核及资格评审。⑦开展民间国际科技交流与合作，发展同国外康复医学团体和专业人员的友好往来。⑧认定个人及团体会员资格，举办为会员服务的事业和活动。⑨举荐、表彰和奖励优秀科技人才及成果。⑩反映康复医学工作者的意见和要求，维护康复医学工作者的合法权益。⑪协助政府主管部门引导和规范康复医疗机构的运行和发展。⑫兴办符合本会宗旨的社会公益事业等。

2. 中国医师协会康复医师分会　中国医师协会康复医师分会是中国医师协会下属组织。中国医师协会是经国家民政部登记注册，由执业医师、执业助理医师及单位会员自愿组成的全国性、行业性、非营利性的群众团体。

（1）中国医师协会康复医师分会的宗旨：秉承中国医师协会的宗旨，发挥行业服务、协调、自律、维权、监督、管理作用，维护康复医师的合法权益，团结和组织全国康复医师遵守国家宪法、法律、法规和政策，弘扬以德为本、救死扶伤、人道主义的职业道德，努力提高医疗水平和服务质量,对康复医师全方位培训,保证康复医师队伍建设的健康发展。

(2) 中国医师协会康复医师分会的业务工作:①在康复医疗活动中开展业务咨询服务,介绍推广新技术、新成果、新方法,普及康复医学知识,开展国内外学术交流,举办康复医学继续教育和相关业务培训。②开展科学论证和科技咨询,提出政策建议。③发展同国外康复医学团体和专业人员的友好往来。④认定个人及团体会员资格,举办为会员服务的事业和活动。⑤维护康复医学工作者的合法权益。⑥协助政府主管部门引导和规范康复医疗机构的运行和发展等。

3. 中华医学会物理医学与康复医学分会(Chinese Association of Physical Medicine and Rehabilitation) 中华医学会物理医学与康复医学分会是全国物理医学与康复医学科学技术工作者自愿组成的依法登记成立的学术性、公益性、非营利性法人社团,是党和政府联系医学科学技术工作者的桥梁和纽带,是中国科学技术协会的组成部分,是发展我国物理医学与康复医学事业的重要社会力量。

(1) 中华医学会物理医学与康复医学分会的宗旨:团结组织广大医学科学技术工作者,遵守国家宪法、法律和法规,执行国家发展医学科技事业的方针和政策。崇尚医学道德,弘扬社会正气。坚持民主办会原则,充分发扬学术民主,提高医学科技工作者的业务水平,促进医学科学技术的繁荣和发展,促进医学科学技术的普及和推广,促进医学科学技术队伍的成长和提高,促进医学科技与经济建设相结合为我国人民的健康服务,为社会主义现代化建设服务。依法维护医学科学技术工作者的合法权益,为医学科学技术工作者服务。学会设会员、专科会员、资深会员、团体会员、名誉会员五类会员。

(2) 中华医学会物理医学与康复医学分会的业务范围:①开展医学科技学术交流,组织重点学术课题探讨和科学考察等活动,密切学科间和学术团体间的横向联系与协作。②编辑出版医学学术、技术、信息、科普等各类期刊、图书资料及音像制品。③开展继续医学教育,组织会员和其他医学科技工作者学习业务,不断更新科学技术知识,提高医学科学技术业务水平。④开展多渠道、多种形式的医学卫生科普宣传、健康教育活动,提高人民群众的医学卫生知识水平,增强自我保健能力。⑤发展同国外医学学术团体和医学科学技术工作者的联系和交往,开展国际学术交流。⑥开展医学科学技术决策论证,提出医药卫生科技政策和工作方面的建议。⑦开展医药卫生科学技术的咨询服务活动,举办医药卫生科学技术展览,大力推动医学科研成果的转化和应用。⑧评选和奖励优秀的医学科技成果、学术论文和科普作品,宣传、奖励医德高尚、业务精良的医务人员。⑨向党和政府反映医学科学技术工作者的意见和要求,依法维护医师的权益,举办为会员服务的事业和活动。⑩承办政府及有关部门委托的工作任务等。

4. 中国残疾人康复协会(Chinese Association of Rehabilitation of Disabled Persons, CARD) 中国残疾人康复协会是中国残疾人联合会领导下的,广泛团结与残疾人全面康复(包括医疗康复、教育康复、职业康复、社会康复和康复工程)有关的各学科、各专业的专家和专业人员的群众性学术团体。

(1) 中国残疾人康复协会的宗旨:根据中国残疾人联合会的章程精神,团结广大康复工作者,坚持全面康复的观点,推动康复学术研究,探索具有中国特色的康复工作,促进康复事业的发展,全心全意为残疾人服务。

（2）中国残疾人康复协会的工作对象：肢体残疾人、智力残疾人、听力语言残疾人、视力残疾人、精神残疾人和其他残疾人。

（3）中国残疾人康复协会的任务是：①围绕国家规定的残疾人康复任务，团结社会各方面的专家和专业人员，开展康复学术活动，进行各类康复专业人才的培训，为残疾人办实事，并配合有关部门推动残疾人康复任务的完成。②为中国残疾人康复事业的发展提供技术咨询服务。③组织编写有关的技术资料，包括高、中、初级康复专业培训教材和康复科普读物。④推广国内外残疾人康复新理论与新技术，进行同国内外有关组织和专家的联系，开展学术交流活动。⑤广泛宣传残疾人康复工作的社会意义，普及康复知识和技术。

第二节　残疾人事业与组织

一、国际残疾人事业与组织

（一）国际残疾人事业

残疾人问题的提出始于20世纪初，经过半个多世纪的演进，逐步拓展为新兴的残疾人事业。同其他事业一样，残疾人事业既需要大胆探索、不断实践，也需要正确理论的指导。随着各类残疾人的不断出现，康复应用到残疾的防治过程中，国际残疾人事业得到了发展，成立了残疾人组织，建立了各种形式的残疾人机构，残疾人相关的法律法规不断健全，各种有利于残疾人事业发展的活动在世界范围内广泛开展。

1. 国际残疾人立法情况　从20世纪初，维护和保障残疾人权益的立法开始出现，第二次世界大战后逐步发展。目前，已有132个国家和地区制定了有关残疾人的法律。

联合国大会通过了一系列维护和保障残疾人权益的文件、决议，如《禁止一切无视残疾人的社会条件的决议》、《弱智人权利宣言》、《残疾人权利宣言》、《关于残疾人恢复职业技能的建议书》、《残疾预防及残疾人康复的决议》、《开发残疾人资源的国际行动纲领》等。

美国于1920年制定了《职业康复法》，并陆续颁布《康复法》、《建筑无障碍法》、《残疾儿童教育法》、《关于处于发展阶段的残疾人法案》等。1990年6月颁布了《美国残疾人法》。美国颁布的法律通常还附有配合实施的各类标准和细则。

日本颁布了《残疾人对策基本法》、《残疾人福利法》、《残疾人教育法》、《残疾人雇用促进法》、《残疾人职业训练法》、《特殊儿童抚养补贴法》、《战伤病者特别援助法》、《残疾人福利协会法》、《精神卫生法》等，形成了较完备的法律体系。

英国、法国、德国、意大利、俄罗斯以及东欧、北欧、北美诸国，也较早地制订了残疾人相关法律。印度、泰国、巴基斯坦、蒙古、孟加拉、土耳其、伊朗、叙利亚、沙特阿拉伯、约旦、巴林、巴西、哥伦比亚、刚果、坦桑尼亚、乌干达等一些发展中国家，也相继立法。

我国台湾及香港地区也制定了一系列法律，如台湾地区的《特殊教育法》、《残障人福利法》等，香港特别行政区的《对伤残人的公共援助》、《特别需要津贴》等法规等。

国际残疾人立法的基本内容包括：①强调残疾人与正常人的平等地位和充分参与各种社会活动的宗旨。②明确政府、社会、残疾人组织的责任。③确定特别扶助和保护的原则，指出发展残疾人康复、教育、劳动就业、福利、文化体育事业的方针、政策、措施等。

2. 国际残疾人工作的重要事件　在残疾人工作领域中，联合国在最初的十年中从福利的角度在专门机制的建立和残疾人项目的发展上做了大量工作。在1950年的联合国会议上，讨论并通过了《身体缺陷的社会性康复》、《盲人的社会性康复》、《盲人福利的全球性计划》等报告。从争取视障等身体障碍者的权利开始，开展了残疾的预防与康复工作。

1950年2月26日至3月3日在瑞士日内瓦举行的一次正式会议讨论了残疾人康复领域专门机构的协调问题。联合国秘书处、国际劳工局、世界卫生组织、联合国教科文组织、国际难民组织和联合国儿童基金会等组织参加了会议。会议达成共识：建立残疾人教育、培训和安置方面的国际标准，特别要关注欠发达地区盲人的需求。

20世纪50年代，联合国对残疾人问题的工作重心从简单的福利问题转向社会福利问题。对20世纪60年代政策的重新评估，反对模式化，激励残疾人更全面地参与社会。通过联合国关于预防残疾和康复的各种方案的实施，残疾人领域的活动得以调整。通过咨询团、个人培训班和建立或改善展示中心给各国政府提供技术咨询。

1955年至1970年联合国启动了公共宣传运动，定期分发残疾人政策的出版物，第一套社会福利信息的丛书《残疾人康复》出版。1956年，《国际社会工作评论》创刊，其目的是提高对残疾人问题的意识，加强全世界残疾人康复工作。

1969年12月11日通过的《社会进步和发展宣言》确定了联合国宪章提出的基本自由和原则，强调了保护残疾人身体和身心、残疾人员权利和福利的必要性。

20世纪70年代标志着关心残疾人新时代的到来，残疾人的人权概念在国际上已普遍获得接受。1971年12月20日联合国大会通过了《智力迟钝者权利宣言》，1975年12月9日联合国大会通过的《残疾人权利宣言》敦促对残疾人权利进行国家和国际范围的保护，提醒人们残疾人与其他人拥有同样的政治、社会权利。1976年12月16日，联合国大会宣布1981年为"国际残疾人年"，号召全人类共同努力使残疾人充分融入社会之中。

1982年，联合国大会为确保国际年有效的后续活动采取了强有力的措施，在1982年的12月3日通过了《关于残疾人的世界行动纲领》，该纲领把残疾人政策重新规定为三个明确的范围：残疾预防、康复和机会平等。

在1982年12月3日和1983年11月22日，联合国大会宣布使用多部门、多学科的方法，实施《关于残疾人的世界行动纲领》。纲领的实施将使长期战略融入到各个国家的社会经济发展政策，包括预防残疾的技术发展与使用，立法消除障碍设施、社会安全、教育、就业等差别待遇。

1982年，联合国宣布1983~1992年为"联合国残疾人十年"。此举引发了大量旨在改善残疾人境况、提高他们的社会地位的活动。这些活动的重点是从新的渠道筹措资金，增加残疾人受教育和就业的机会，以及提高残疾人在其国家和社区生活中的参与程度。

1989年联合国公布的《塔林残疾领域人力资源开发行动方针》鼓励把残疾人视为能

掌控他们自己命运的主人而不是受政府抚养的对象。

1992年12月16日，联合国大会呼吁各国政府将每年的12月3日定为"国际残疾人日"，旨在促进人们对残疾问题的理解和动员人们支持维护残疾人的尊严、权利和幸福。同年，联合国经济及社会理事会同意了亚洲及太平洋经济社会委员会作出的决定，宣布1993~2002年为"亚洲及太平洋残疾人十年"，其目的是在亚太地区有效地贯彻实施联合国关于残疾人的世界行动纲领。

1993年12月20日，联合国大会通过了《残疾人机会均等标准规则》。依据这一文件，决策者可以在会员国内部和会员国之间及国际组织与政府机构之间开展技术和人权方面的合作。

1994年在埃及开罗召开的国际人口与发展会议承认保障残疾人机会均等的重要性。会议认可的目标包括：确保残疾人权利的实现及其充分参与到社会、经济和文化生活的各个领域；为残疾人创造、改善及发展提供必要的条件；在促进残疾人自力更生的同时为他们提供平等机会和维护他们的人格尊严。

1995年3月间，联合国在丹麦首都哥本哈根召开了社会发展问题世界首脑会议。此次首脑会议通过了《社会发展问题哥本哈根宣言》及《社会发展问题世界首脑会议行动纲领》。《哥本哈根宣言》指出：如果没有和平与安全，如果不尊重各种人权和基本自由，就不会有社会发展和社会公正。

1995年9月4日至15日在北京举行的第四次妇女问题世界会议上通过的《行动纲要》指出了需要特别关注的领域，并承认妇女完全平等的障碍包括残疾等因素。

1988年~1996年联合国秘书处统计司继续完成了《国际残疾统计数据库》（1988）、《残疾统计手册》（1990）以及《残疾方案与政策统计信息发展手册》（1996），并把《缺陷、残疾和障碍统计发展的指导方针和首要问题》、《缺陷、残疾和障碍统计发展的普查和调查方法手册》的发表也已列入工作计划。

最近几年，世界各地区已经开展了许多针对残疾人的援助项目。欧洲经济委员会通过其康复工程项目在不同国家召开研讨会，以研究当前康复服务、技术援助、残疾人员调动、适应残疾人需要的康复市场潜力等状况。残疾人的住房、改善老年人及残疾人的生活状况等也列入欧洲经济委员会的议事日程中。

亚洲及太平洋经济与社会委员会（亚太经社会）已经建立了信托基金以推动1993~2002亚洲及太平洋地区残疾人十年。从1983年到1992年，在联合国残疾人十年期间，亚太经社会就管理自助组织、开展调查、准备技术指导方针、为非政府组织主办地区会议等组织培训。

在非洲统一组织的援助下，非洲经济委员会创立了非洲康复研究所，为地区方案的发展开展工作，这些方案旨在促进非洲地区残疾人的社会经济融合。

拉丁美洲和加勒比经济委员会致力于残疾人康复工作，取消财政限制，消除残疾人的文化负面形象。

目前，国际残疾人事业主要发展目标之一仍然是提高世界上残疾人的生活质量，通过跨越文化、地理、经济界限进行沟通、合作，共同促进残疾人事业的发展。

（二）国际残疾人组织

国际上与残疾人和残疾人事业相关的组织主要有以下几个。

1. 残疾人国际（Disabled People's International，DPI）　残疾人国际是残疾人自身的非政府组织。1981 年在新加坡成立，在联合国经济及社会理事会享有咨商地位。

残疾人国际的宗旨是遵循联合国人权宣言，致力于残疾的预防与康复，实现残疾人平等参与社会生活，分享社会与经济发展成果。残疾人国际有一百多个国家级会员组织，具有普遍的代表性。总部和秘书处设在美国纽约，委员会由亚、非、拉、北美、欧洲五个地区委员会各推选的代表组成。该组织自成立以来，参与了"联合国残疾人十年"规划的制订和执行工作，并举办了专题座谈会和残疾人组织领导人培训班。中国残疾人联合会已正式加入该组织。

2. 世界盲人联盟（World Blind Union，WBU）　世界盲人联盟为世界范围内的盲人自助组织，成立于 1984 年，由世界盲人福利会和国际盲人联合会合并而成。

世界盲人联盟的宗旨是促进全世界的盲人以平等的机会和权利参与社会生活。现成员来自 72 个国家和地区，总部设在法国巴黎，设有 7 个地区委员会。世界盲人联盟在联合国各有关组织中具有咨商地位，主要任务是防盲，促进各国制订保障盲人合法权益的法律和政策，激励盲人自立精神，开发盲人潜力和促进国际交流与合作。中国盲人协会是其正式成员。

3. 世界聋人联合会（World Federation of the Deaf，WFD）　世界聋人联合会为世界范围内的聋人自身的组织。该会成立于 1951 年，总部设在意大利罗马，是一个与联合国经济及社会理事会、联合国教科文组织、国际劳工组织和世界卫生组织有正式关系的国际性非政府组织。世界聋人联合会在联合国经济及社会理事会具有特别咨商地位，有来自近 100 个国家和地区的 120 个各类会员组织。

世界聋人联合会的宗旨是造福于世界各国聋人，捍卫聋人的权利，帮助聋人康复。主要活动为：制订政策性文件和工作计划，建议并推动会员组织参照实施；利用其咨商地位和残疾人事务特别报告员专家小组成员的身份或通过其会员组织所在国家政府，推动并参与联合国残疾人领域文件的制订，促进其实施；参与联合国在残疾人领域的其他活动；为各国聋人组织提供咨询、信息和专业方面的服务；与各国专门机构和其他非政府组织和残疾人组织协作，促进旨在改善聋人状况的合作项目；强调聋人与健全人和其他类别残疾人的不同，主张聋人与其他人平等参与，并突出手语的作用和地位，力主使手语成为世界法定语言之一；与联合国聋人组织协调和组织世界聋人大会。中国聋人协会为正式会员。

4. 融合国际（Inclusion International）　融合国际是由各国智残人及其亲友组织组成的国际组织。前称"国际智力残疾人联盟"，成立于 1960 年，其 100 个会员组织来自 67 个国家和地区。总部设在比利时首都布鲁塞尔，秘书处设在法国。该组织在联合国经济及社会理事会享有咨商地位。

融合国际的宗旨是维护弱智人和精神残疾人的权益，增进残疾人亲友的理解，为保障全世界智残人的平等权利而工作。该组织成立以来，举办了多种培训班，培训从事智残人工作的专业人员、智残人家属和智残人；帮助各国智残人组织建立合作项目，出版各种刊物；呼吁公众尊重、关心、帮助智残人；交流传授各种专业技术。1968 年发表了《智力迟钝者特殊权利宣言》，后经联合国采纳正式命名为《智力迟钝者权利宣言》。该宣言在呼吁全世界关心智残人，保障智残人的平等权利，推动智残人康复事业的发展方面发挥了重要作用。中国于 1992 年加入该组织。

5. 海伦·凯勒国际（Helen Keller International，Inc，HKI） 由海伦·凯勒与其他美国人于 1915 年创建，其宗旨为协助政府开展防盲工作，着重于融入社会主流的盲童教育以及使成年盲人得以独立生活的康复工作。海伦·凯勒国际大力帮助发展中国家制订上述工作的各项规划。它还从事对营养不良及维生素 A 缺乏所引起的干眼、沙眼及其他传染性眼部疾病的研究和防治项目，同时也为白内障致盲者复明提供手术服务。在具备条件的地方，海伦·凯勒国际都将防盲项目与初级医疗服务有机地结合在一起。海伦·凯勒国际为盲人及其他视力残疾人服务，为与盲人工作有关的政府部门和志愿者机构提供服务。

二、我国残疾人事业与组织

（一）我国残疾人事业

我国残疾人工作起步于 20 世纪 50 年代，1953 年成立了中国盲人福利会。1954 年《中华人民共和国宪法》规定"劳动者在年老、疾病和丧失劳动能力的时候有获得物质帮助的权利"。一些政策也对保障残疾人权益作出了相应规定。国家开展了社会救济工作，建立了儿童福利院、社会福利院、敬老院、荣军院、精神病院等，对相应的人群进行了救济和安置。1956 年成立了中国聋哑人福利会。1960 年中国盲人福利会和中国聋哑人福利会合并组成中国盲人聋哑人协会。1960 年起在农村建立了"五保"制度，制定了汉语盲文，拟定了聋人手语方案，残疾人的文化、教育、体育事业得到了发展，全国特教学校达近 300 所。"文革"期间，残疾人事业遭到严重破坏，中国盲人聋哑人协会被迫停止活动。

改革开放以来，我国政府高度重视残疾人事业，在政府与全社会的共同努力下，逐步形成了具有中国特色的残疾人事业发展模式。保障残疾人以均等的机会充分地参与社会生活、共享社会物质文化成果，成为我国发展残疾人事业的宗旨。我国残疾人事业弘扬人道主义，秉持以人为本的理念，将残疾人权益保障和事业推进纳入法制化轨道，建立政府主导、社会各界参与、协调运作的工作机制，推动残疾人事业与经济社会协调发展，广泛运用社会化的工作方法，动员社会力量、挖掘社会资源广泛参与和支持残疾人事业，坚持适应国情、讲求实效的发展模式，鼓励残疾人及残疾人组织积极参与。几十年的工作中，我国残疾人事业取得了以下几方面成绩。

1. 法律法规日益健全 立法是促进残疾人事业发展和保障残疾人权利最有效的方法和途径。目前已经形成以宪法为依据，以刑事、民事、行政等法律为基础，以《残疾人保障法》为主导，以《残疾人教育条例》、《残疾人就业条例》等行政法规为辅助，以优惠和扶助残疾人的地方法规为补充，全面保障残疾人权利和促进残疾人事业发展的法律体系。据统计，我国 50 多部法律涉及到残疾人权利保护等内容。

2004 年底，我国启动了《残疾人保障法》的修改工作，2008 年 4 月 24 日，十一届全国人大常委会第二次会议通过修订后的残疾人保障法。全国人大、各级地方人大、各级政府及有关部门对残疾人保障法及其实施办法的执行情况开展检查，促进了法律的实施。全国设立了残疾人法律维权服务机构 2600 多个、维权示范岗 3200 个，以及 3300 个律师事务所，为残疾人提供了大量的法律服务和法律援助，有力地维护了残疾人的合法权益。

2. 残疾人事业得到国家支持 1987 年，我国政府进行了首次全国残疾人抽样调查；

2006年，国家又实施了第二次全国残疾人抽样调查，获得了有关残疾人群体的大量数据和资料，摸清了残疾人的基本情况和需求，为制定发展残疾人事业、保障残疾人权益的法律政策和发展规划提供了科学准确的依据。2008年出台《中共中央、国务院关于促进残疾人事业发展的意见》，提出了发展残疾人事业的任务目标和具体措施，对发展残疾人事业作出全面部署。

1988年以来国务院相继批准实施了发展残疾人事业的五个五年工作规划，从《中国残疾人事业五年工作纲要（1988年~1992年）》、《中国残疾人事业"八五"计划纲要（1991年~1995年）》到《中国残疾人事业"十一五"发展纲要（2006年~2010年）》，我国残疾人事业在康复、教育、就业、扶贫、社会保障、维权、文化体育、无障碍环境建设、残疾预防等各领域实现了跨越式发展，取得了举世瞩目的成就。1993年，中央政府建立国务院残疾人工作协调委员会，综合协调、解决残疾人工作中的重大问题，2006年更名为国务院残疾人工作委员会，职能进一步加强。地方各级政府也相应建立了残工委。

1978年，中国盲人聋哑人协会恢复工作。1984年，成立中国残疾人福利基金会。1988年组建各类残疾人的全国性统一组织中国残疾人联合会。发展至今，各省、市、县（区）、乡（镇、街道）普遍成立了残疾人联合会，同时还设立了代表中国五类残疾人利益的5个专门协会，并成立包括残疾人就业服务机构、康复机构等在内的一系列服务机构和专业组织，形成了较为完整的残疾人服务组织体系。

3. 残疾人生存状况明显改善　随着残疾人康复服务受益面的不断扩大，到2007年底，通过重点工程得到不同程度康复的残疾人已达1524万，目前这一人群的数量仍在增多。在国务院办公厅转发卫生部等部门的《关于进一步加强残疾人康复工作的意见》中提出：到2015年实现残疾人"人人享有康复服务"，并确定了康复工作的总体目标方针和进程。目前，残疾人康复工作体系、服务网络、业务格局更加完善，全国已建成各级各类残疾人康复训练服务机构近2万个，残疾人康复工作者达到2.5万人。民政部、卫生部、中国残联共同培育99个全国残疾人社区康复示范区，有力地推进了"康复进社区，服务到家庭"。实施彩票公益金残疾人康复等项目，积极推动残疾人参加新型农村合作医疗、享受城乡医疗救助。

残疾人受教育权得到更好的保障。我国残疾人教育事业已初步形成从基础教育、职业教育到高等教育、成人教育的特殊教育体系，成为我国教育事业的重要组成部分。据统计，到2007年，全国义务教育特教学校从1986年的423所发展到1667所，普通学校附设特教班从556个发展到678个，在校生从4.72万人发展到41.3万人。盲、聋、弱智三类残疾儿童少年入学率达到80.7%。2008年开始，全国义务教育阶段所有残疾学生免除了学杂费。2003年以来，中国残联先后实施了"中西部地区盲童入学"、"扶残助学"、"彩票公益金助学"、"通向明天——交通银行残疾青少年助学计划"、"中国残联贫困地区残疾学生营养餐"等项目，累计资助贫困残疾大、中、小学生16万人次。

残疾人就业状况进一步改善。以《残疾人保障法》、《就业促进法》、《残疾人就业条例》和地方性法规为依据，残疾人就业法律体系已初步形成。全国省、市、县三级残疾人就业服务机构达3127个，服务内容包括失业登记、扶助个体就业、支持和帮助用人单位按比例安排残疾人就业、职业技能鉴定等。同时，为城镇残疾人提供职业培训超过276万人次、对454万农村残疾人进行了实用技术培训。过去5年间,全国城镇新增残疾人就业180多万人。

残疾人社会保障工作稳步推进。截至2007年底,5年间参加各类社会保险的残疾人增长了150多万人。将贫困残疾人纳入城乡最低生活保障范围,使636万残疾人享受城乡最低生活保障待遇。将残疾人纳入城镇居民基本医疗保险试点范围,对残疾人给予重点扶持,城镇非从业残疾人的大病医疗需求逐步得到解决。为370多万残疾人提供救济救助,60多万残疾人享受到集中供养和五保供养。

残疾人扶贫开发工作力度加大。通过扶贫活动,使得一千多万农村残疾人解决了温饱,绝对贫困残疾人数量下降,921万残疾人接受了农业实用生产技术培训。从1992年开始,国家投入74亿元康复扶贫贷款,累计扶持550万贫困残疾人。

4. 社会环境更加文明　我国政府制定了《城市道路和建筑物无障碍设计规范》、《民用机场旅客航站区无障碍设施设备配置标准》、《特殊教育学校无障碍设计规范》、《铁路旅客车站无障碍设计规范》等,规范了全国无障碍建设的规划、设计、施工、管理,保证了无障碍建设的有序开展。"十五"期间,无障碍设施建设从全国大中城市延伸到城市、县城、小城镇。在城市道路方面,多数大城市的主干道、主要商业街、城市中心区道路、广场、步行街的人行横道铺设了盲道,路口设置了缘石坡道;部分路口、人行横道配套设置了与红绿灯同步的过街音响信号装置。

社会助残意识不断增强。残疾人观为越来越多的人所接受,残疾人的权利受到尊重,能力得到肯定,歧视和偏见大为减少。全社会广泛开展了全国助残日、志愿者助残、红领巾助残、文化助残、科技助残、法律助残等形式多样的助残活动,全国建立助残志愿者联络站十多万个,登记在册助残志愿者139万名。

残疾人广泛参与社会文化体育活动。文化馆、图书馆、体育场(馆)等公共文化场所为残疾人提供越来越多的方便和服务,许多地方开辟了残疾人文化活动和体育健身场所,电视台、广播电台、报刊、网络等广泛报道残疾人生活,并开设残疾人专题、专栏节目。各地举办了残疾人文艺汇演、体育比赛及工艺美术、书画、摄影、集邮等各类展览。参加残奥、特奥、聋奥等运动的残疾人数量不断增多。

5. 与国际接轨　中国积极开展国际交流与合作,认真执行《关于残疾人的世界行动纲领》,认真参与"联合国残疾人十年(1983～1992年)"行动,倡导并支持两个"亚太残疾人十年"行动,大力推动"残疾人权利公约"的制定进程,与30个国家的残疾人组织和有关国际机构建立了良好的合作关系,推动了中国残疾人事业的发展,并在国际残疾人事务中发挥了重要的建设性作用,得到了高度赞誉,获得了"联合国人权奖"、"联合国残疾人十年特别奖"、"联合国和平使者奖"、"亚太残疾人十年特别奖"等奖项。

(二) 我国残疾人组织

我国与残疾人和残疾人工作相关的组织主要有以下几个。

1. 中国残疾人联合会 (China Disabled Person's Federation, CDPF)　中国残疾人联合会是国家法律确认、国务院批准的由残疾人及其亲友和残疾人工作者组成的人民团体,是全国各类残疾人的统一组织。

中国残疾人联合会的宗旨是:弘扬人道主义思想,发展残疾人事业,促进残疾人平等、充分参与社会生活，共享社会物质文化成果。中国残疾人联合会代表残疾人共同利益，维护残疾人合法权益；团结教育残疾人，为残疾人服务；履行法律赋予的职责，承担政府委托的任务，管理和发展残疾人事业。

中国残疾人联合会的任务是宣传贯彻《中华人民共和国残疾人保障法》，维护残疾人在政治、经济、文化、社会等方面平等的公民权利，密切联系残疾人，听取残疾人意见，反映残疾人需求，全心全意为残疾人服务；团结、教育残疾人遵守法律，履行应尽义务，自尊、自信、自强、自立，为构建和谐社会、全面建设小康社会贡献力量；沟通政府、社会与残疾人之间的联系，宣传残疾人事业，动员社会理解、尊重、关心、帮助残疾人；开展和促进残疾人康复、教育、扶贫、劳动就业、维权、文化体育、社会保障和残疾预防等工作，改善残疾人参与社会生活的环境和条件；参与研究、制定和实施残疾人事业的法律、法规、政策、规划，发挥综合、协调、咨询、服务作用，对有关领域的工作进行管理和指导；承担政府残疾人工作委员会的日常工作；管理和发放《中华人民共和国残疾人证》；管理和指导各类残疾人群众组织，培养残疾人工作者，使残疾人在残疾人组织中更加活跃，残疾人组织在基层更加活跃，残疾人和残疾人组织在社会上更加活跃；开展国际交流与合作，发挥联合国经济及社会理事会特别咨商地位的作用。

2. 中国残疾人福利基金会（China Foundation for Disabled Persons） 中国残疾人福利基金会是为残疾人服务的全国性社会团体。

中国残疾人福利基金会的宗旨是：弘扬人道主义，动员社会力量，发展残疾人事业，促进残疾人平等参与社会生活。主要任务是宣传残疾人事业，沟通政府、社会与残疾人之间的联系，呼吁社会理解、尊重、关心、帮助残疾人，鼓励残疾人自尊、自信、自强、自立；筹集、管理和使用残疾人福利基金；开展和促进残疾人的康复、教育、劳动就业、文化生活、福利、社会服务和残疾预防等工作，全心全意为残疾人服务；开展与国内外友好团体、个人以及港澳台同胞、海外侨胞的交流与合作。

3. 中国盲人协会（China Association of the Blind, CAB） 中国盲人协会是由全国盲人（含低视力）和与盲人工作有关的社会团体、企事业单位及个人自愿结成的非营利性社会组织，是中国残疾人联合会的专门协会。接受业务主管单位中国残联的业务领导，接受社团登记机关民政部的监督管理。

中国盲人协会的宗旨：弘扬人道主义思想，发展残疾人事业。代表盲人共同利益，反映盲人特殊需求，为盲人服务，维护盲人合法权益，促进盲人平等、充分参与社会生活，共享社会物质文化成果。主要任务是：代表盲人的共同利益，密切联系盲人，反映盲人的意见和需求，沟通盲人与社会之间的联系，全心全意为盲人服务；争取和维护盲人在政治、经济、文化、社会和家庭生活等方面同其他公民平等的权利；团结、教育盲人遵守国家法律，履行应尽的义务，发扬乐观进取精神，自尊、自信、自强、自立；促进盲人的康复、教育、扶贫、劳动就业、维权、文化体育、社会保障及残疾预防等工作；推进无障碍设施的建设、盲文的规范化研究与普及，推动盲人辅助用品用具的研制、开发与推广、应用；对盲文出版、盲人按摩等具有盲人特色的工作提供咨询、建议、服务和监督；参与、举办与盲人有关的各类培训，推动文化扫盲工作；组织开展各种有益于盲人身心健康的文化、体育活动；在盲人中推荐残疾人工作者；承办中国残联委托的专项工作；通过地方残联、联系并指导地方盲人协会开展工作；代表中国盲人参加国际活动，促进国际交流与合作。

4. 中国聋人协会（China Association of the Deaf，CAD） 中国聋人协会是由全国聋人（含听力和语言残疾）和与聋人工作有关的社会团体、企事业单位及个人自愿结成的非营利性社会组织，是中国残疾人联合会的专门协会。

中国聋人协会的宗旨是弘扬人道主义思想，发展残疾人事业，代表聋人共同利益，反映聋人特殊需求，为聋人服务，维护聋人合法权益，促进聋人平等、充分参与社会生活，共享社会物质文化成果。

中国聋人协会的任务是：代表聋人的共同利益，密切联系聋人，反映聋人的意见和需求，沟通聋人与社会之间的联系，全心全意为聋人服务；争取和维护聋人在政治、经济、文化、社会和家庭生活等方面同其他公民平等的权利；团结、教育聋人遵守国家法律，履行应尽的义务，发扬乐观进取精神，自尊、自信、自强、自立；促进聋人的康复、教育、扶贫、劳动就业、维权、文化体育、社会保障及残疾预防等工作；推进信息无障碍建设、中国手语的规范化研究与普及，推动聋人辅助用品用具的研制、开发与推广、应用；对中国手语、影视字幕、聋儿康复等具有聋人特色的工作提供咨询、建议、服务和监督；参与、举办与聋人有关的各类培训，提高聋人的综合素质；组织开展各种有益于聋人身心健康的文化、体育活动；在聋人中推荐残疾人工作者；承办中国残联委托的专项工作；通过地方残联，联系并指导地方聋人协会开展工作；代表中国聋人参加国际活动，促进国际交流与合作。

5. 中国肢体残疾人协会（China Association of Persons with Physical Disability，CAPPD） 中国肢体残疾人协会是由全国肢体残疾人和与肢体残疾人工作有关的社会团体、企事业单位及个人自愿结成的非营利性社会组织，是中国残疾人联合会的专门协会。接受中国残疾人联合会的业务领导，接受社团登记机关民政部的监督管理。

中国肢体残疾人协会的宗旨是弘扬人道主义思想，发展残疾人事业，代表肢体残疾人的共同利益，反应肢体残疾人的需求，为肢体残疾人服务，维护肢体残疾人的合法权益，促进肢体残疾人平等、充分参与社会生活，共享社会物质文化成果。

6. 中国智力残疾人及亲友协会（China Association of Persons with Intellectual Disability and their Relatives，CAPIDR） 中国智力残疾人及亲友协会是由全国智力残疾人及亲友和与智力残疾人工作有关的社会团体、企事业单位及个人自愿结成的非营利性社会组织，是中国残疾人联合会的专门协会。

中国智力残疾人及亲友协会的宗旨是代表智力残疾人的共同利益，反映他们的特殊需求，维护他们的合法权益，弘扬人道主义，宣传、动员社会理解、尊重、关心、帮助智力残疾人，发展残疾人事业，促进智力残疾人平等充分参与社会生活，共享社会物质文化成果。

中国智力残疾人及亲友协会的任务是：代表智力残疾人的共同利益，密切联系智力残疾人及亲友，反映他们的意见和需求，沟通他们与社会之间的联系，全心全意为智力残疾人服务；争取和维护智力残疾人在政治、经济、文化、社会和家庭生活等方面同其他公民平等的权利；团结、教育智力残疾人及亲友遵守国家法律，履行应尽的义务，培养智力残疾人自己决定自己事情的能力，发扬乐观进取精神，自尊、自信、自强、自立；促进智力残疾人的康复、教育、扶贫、劳动就业、维权、文化体育、社会保障及残疾预防等工作；推动智力残疾人辅助用品用具的研制、开发与推广、应用；开展调查研究，对智力残疾人工作的发展提供咨询、建议、服务和监督；参与、举办与智力残疾人及亲友有关的各类培训，开展科学知识的宣传普及和经验交流活动；组织开展各种有益于智力残疾人身心健康的文化、体育活动；在智力残疾人及亲友骨干中推荐残疾人工作者；承办中国残联委托的专项工作；通过地方残联，联系并指导地方智力残疾人及亲友协会开展工作；代表中国智力残疾人及亲友参加国际活动，促进国际交流与合作。

7. 中国精神残疾人及亲友协会（China Association of Persons with Psychiatric Disability and their Relatives, CAPPDR）　中国精神残疾人及亲友协会是由全国精神残疾人及亲友和与精神残疾人工作有关的社会团体、企事业单位及个人自愿结成的非营利性社会组织，是中国残疾人联合会的专门协会。

中国精神残疾人及亲友协会的宗旨是弘扬人道主义思想，发展残疾人事业。代表精神残疾人共同利益，反映精神残疾人特殊需求，为精神残疾人服务，维护精神残疾人合法权益，促进精神残疾人平等、充分参与社会生活，共享社会物质文化成果。

中国精神残疾人及亲友协会的任务是代表精神残疾人的共同利益，密切联系精神残疾人及亲友，反映他们的意见和需求，沟通他们与社会之间的联系，全心全意为精神残疾人服务。争取和维护精神残疾人在政治、经济、文化、社会和家庭生活等方面同其他公民平等的权利；团结、教育精神残疾人及亲友遵守国家法律，履行应尽的义务，鼓励精神残疾人发扬乐观进取精神，自尊、自信、自强、自立；促进精神残疾人的康复、教育、扶贫、劳动就业、维权、文化体育、社会保障及残疾预防等工作；开展调查研究，对精神残疾人工作的发展提供咨询、建议、服务和监督；参与、举办与精神残疾人及亲友有关的各类培训，开展科学知识的宣传普及和经验交流活动；组织开展各种有益于精神残疾人身心健康的文化、体育活动；在精神残疾康复者及亲友骨干中推荐残疾人工作者；承办中国残联委托的专项工作；通过地方残联，联系并指导地方精神残疾人及亲友协会开展工作；代表中国精神残疾人及亲友参加国际活动，促进国际交流与合作。

第三节　残疾人社会保障

2010年，中华人民共和国国务院办公厅转发中国残联等部门和单位关于加快推进残疾人社会保障体系和服务体系建设指导意见的通知，在全国范围内开展了残疾人社会保障体系和服务体系建设的工作，对加速残疾人事业的发展起到了推动作用。残疾人服务体系在本书第四章等有关章节进行了部分介绍，本节重点阐述残疾人社会保障体系的有关问题。

一、概述

残疾人社会保障（Disabled Social Security）是指国家和社会根据立法，对有残疾的公民，在年老、疾病、缺乏劳动能力及退休、失业、失学等情况下给予一定的物质帮助，从而保证其依法赋予的基本生活权利,维护社会稳定的社会安全制度。它是社会保障的一个重要项目。残疾人社会保障分为五个方面:就业保障、生活与福利保障、教育保障、医疗保障、服务保障。这五个方面有机结合起来,共同构成了残疾人社会保障体系。

(一)我国残疾人社会保障体系概况

残疾人社会保障的工作体系应是以政府为主导的工作体系。政府起主导作用但不完全包办,要动员社会力量,各尽其力,走社会化之路。这个工作体系应处理好残联与民政部门及其他部门之间的关系。同时还应建立网络体系,特别要加强包括基层残联在内的网点建设,把保障工作落到实处。

我国为了改善残疾人的生存和发展状况,制定和实施了保障残疾人权益的有关政策,初步建立了残疾人社会保障体系,尚需进一步推进和完善。其原因有:①理论体系未健全。残疾人社会保障系统是一个极其复杂的系统,需要有一个比较健全的理论体系,才能够顺利完成各项工作。②残疾人社会保障体系未具独立性,目前的情况是残疾人社会保障只有少量项目是独立开展的,大部分是与普通社会保障项目混合的,普通社会保障体系难以满足残疾人的特殊需求。③残疾人社会保障项目缺乏层次性。④残疾人社会保障资金来源渠道少,资金运行机制不完善,未能建立起有效的监督体系,难以应付日益增长的资金需求。

(二)残疾人社会保障的主要内容

残疾人社会保障的主要内容包括以下几个方面。

1. 社会保险　社会保险是指国家通过法律强制实施,为工薪劳动者在年老、疾病、生育、失业以及遭受职业伤害的情况下,提供必要的物质帮助的制度。社会保险是社会保障制度中最基本、最核心的内容。

社会保险具有强制性、特定性和差别性的特点。强制性是指社会保险是国家通过法律来强制实施的。特定性是指是针对特定的对象和特定的风险实施的。差别性指社会保险的待遇不是实行平均的标准,只是针对劳动者所受风险的程度和状况给予基本的生活保障。社会保险包括养老保险、失业保险、医疗保险等。

2. 社会救济　社会救济是政府对生活在社会基本生活水平以下的贫困地区或贫困居民所给予的基本生活保障。实施社会救济的主体是人民政府。实行社会救济的依据是基本生活水平线以下。对残疾人的救济形式有以下几种。

(1) 对残疾儿童家庭给予补贴:在对所有儿童均提供补贴的国家,对残疾儿童的补贴一般要比健全儿童高,对重残儿童需要家长护理的,还向家长支付护理补贴。此项补贴对于防止遗弃残疾儿童发挥了重要作用。

(2) 对成年无业残疾人提供相当于工资性收入的救助:成年残疾人应当独立生活,不应当依靠家庭其他成员。不管其家庭情况如何,均应对成年残疾人提供个性化的就业培训。对于经过培训仍找不到工作的,国家给予相当于工资性收入的救助。对于那些不愿接受就业培训或不愿工作的,则只给予最低生活保障。有些国家和地区不论是否就业,也不论家庭状况如何,向所有残疾人根据残疾程度发放不同的残疾补贴。

(3) 向残疾人提供辅助器具或相应的补贴:通过这种方式帮助残疾人融入社会。有的国家免费或优惠给肢残人安装假肢、提供轮椅或机动交通工具,为聋人提供助听器,为盲人提供盲杖等实物。有的国家则根据残疾人的不同情况提供不同的交通补贴和辅助器具补贴。对于就业的残疾人，可以乘坐公共交通工具的，提供公共交通补贴；对于不能乘坐公共交通工具的，则提供出租汽车补贴；对于需要改装汽车的，提供改装补贴。

（4）向残疾人或其家庭提供护理补贴：对生活不能自理需要他人护理的残疾人，许多国家提供护理补贴。有的提供给残疾人本人，用于残疾人雇用护理人员；有的提供给护理残疾人的人，包括残疾人的家属；还有的直接向残疾人提供免费护理人员。

（5）工资补贴：对不能通过竞争性劳动力市场就业，只能在庇护性机构工作的残疾人提供工资补贴。

（6）社会保险费补贴：国家财政向残疾人或残疾人所在的单位提供社会保险费补贴，鼓励残疾人就业，鼓励用人单位雇用残疾人。

3. 社会福利　社会福利是政府为社会成员举办的各类公益性事业及为各种残疾人、生活无保障人员提供生活保障的事业。社会福利是社会保障的最高保障方式。

4. 社会优抚　社会优抚是政府对军属、烈属、复员转业军人、残疾军人所进行的优待抚恤制度。它是一种特殊的社会保障方式。

5. 残疾人的就业保障　对各类残疾人根据其自身特点和能力，帮助他们就业，是残疾人社会保障的最重要内容。残疾人的就业保障，是指政府和社会帮助在法定就业年龄范围内，有一定劳动能力的、有残疾的公民，为他们安排力所能及的劳动就业。实现残疾人就业不能完全放弃通过社会福利企业集中安排残疾人就业这一重要途径。社会福利企业是指国家和社会举办的以集中安排有一定劳动能力的残疾人就业为目的的、带有社会福利性质的特殊企业。

二、我国残疾人社会保障的发展历程和特点

（一）我国残疾人社会保障的发展历程

新中国成立后，我国残疾人社会保障事业的发展大致经历了初创阶段、停顿阶段和再创阶段三个不同阶段。

1. 初创阶段（1949~1965年）　中华人民共和国成立后制定了一系列社会保障政策和法规，逐步建立了与计划经济相适应、以"国家全保、企业负担"为特色的社会保障制度。1951年2月26日政务院颁布的《中华人民共和国劳动保险条例》是新中国第一部系统的社会保障立法，使暂时或长期丧失劳动能力的职工在生活上有了基本保障，对于生、老、病、死、残等情况都有了具体的规定。这些法规和条例构成了当时社会保障法规的基本框架，并为今后社会保障法律体系的形成奠定了基础。这一阶段残疾人社会保障事业的发展主要体现在以下几个方面。

（1）制定和实施社会救济政策：社会救济的对象包括城市贫民、失业人员、孤老残弱，主要是通过接受和改造帝国主义的慈善机构救济方式，对这些人群进行救助。1950年，上海市民政局规定生活有困难的市区残疾人每人每月补助粮60斤，郊区50斤，到1960年，对残疾人补助对象实行按户发卡、凭证领款的制度，市区每人每月平均15.9元，农村平均4.65元。1950年政务院批准的《北京市贫民救济方案》规定：无劳动能力的残疾人每人每月补助粮30斤；1951年颁布的《北京市贫民救济办法》规定：每人每月补助二万元至三万元（旧币）。1952年，武汉市民政局规定把贫困残疾人分成三个等级，分别

给予每人 3 元、5 元、7 元的生活补助。1950 年，广州市对有劳动能力且生活贫困的残疾人发放无息贷款，鼓励他们自主创业；1953 年，广州市政府界定包括孤、老、病、残人员等在内的十多类为定期救助对象，并将他们分为甲、乙、丙三级，按级别来发放救助款。

（2）形成以福利企业为主的集中就业形式：新中国成立初期，民政部门为了解决城市烈军属、贫民、残疾人就业问题，组织由这类人员为主体的从事简单加工劳动的生产自救小组，以实现其自食其力。20 世纪 50 年代末，民政部把自救性生产小组里的残疾人进行分离，转由民政部门独立兴办福利生产企业，在这之后，福利企业成为城市残疾人就业的主要渠道之一。1965 年底，上海、广州、武汉市属福利企业分别有 13 家、22 家、30 家，以五金、纺织、机械、汽修、冶金企业为主。

（3）城市残疾人社会福利得到初步改善：新中国成立后，残疾人教育事业有了较大的发展，1951 年国务院颁发的《关于学制改革的决定》规定了政府有义务对生理有缺陷的儿童、青年、成人实施教育。到 20 世纪 60 年代中期，全国盲校、聋校增加到 220 多所，上海市区已建立 9 所聋哑学校和 1 所聋哑人青年技术学校，武汉市 3 所特殊学校在校学生已达 721 人。广州市解放前的两所盲聋哑人学校经过改造以后，在 1958 年为 200 多名盲聋哑人提供免费教育。

1958 年，全国福利工厂发展到 463 个，安置残疾人 3800 人。各种荣军疗养院、养老院、福利院共收养荣誉军人、老人、残疾人 36 万人，盲聋哑学校也由 1949 年的 42 所发展到 266 所，在校生 23300 人。

2. 停滞阶段（1966～1976 年）　1966 年，"文化大革命"开始，我国社会保障立法受到严重干扰和冲击，社会保障立法处于停滞状态，已经建立的社会保障制度遭到严重破坏。《中华人民共和国劳动保险条例》受到根本否定和批判，使有社会统筹功能的劳动保险由此变成了自我封闭的企业保险，失去了社会保险的统筹和互济特点，部分残疾人优抚对象被剥夺了应得的享受国家补助的权利。当时，唯一的残疾人组织中国盲人聋哑协会被停止活动，残疾人生产自救组织被强行合并、撤迁或撤销，福利生产单位被大量削减，盲聋哑学校被迫收缩或停办。许多残疾人和残疾人工作者受到迫害。中国残疾人社会保障处于停滞状态。

3. 再创阶段（1977 年至今）　1977 年以后，我国开始以社会主义市场经济为目标的经济体制改革，社会保障立法从社会保障的运行机制、模式类型、项目构成、待遇水平、管理社会化等方面进行了深层次的改革与创新，颁布了大量的社会保障法律法规。

1978 年 6 月国务院颁发《关于安置老弱病残干部的暂行办法》和《关于退休、退职的暂行办法》，社会保险制度重新启动。1982 年开始，职工养老金社会统筹的试点工作在江苏省泰州市、广东省江门市、东莞市开展，1984 年以后，在全国范围普遍推行。1985 年 9 月通过的《中共中央关于制定国民经济和社会发展第七个五年计划的建议》中明确提出将我国的社会保险、社会福利、社会救助、社会优抚纳入统一的社会保障制度中。我国的社会保障进入较深层次的调整和改革。1986 年 7 月作为国营企业劳动合同制改革的配套措施，国务院颁布了《国营企业职工待业保险暂行规定》，失业保险制度由此起步。1987 年，国务院发布了《职业病范围和职业病患者处理办法》，1988 年国务院颁布了《女职工劳动保护条例》和《军人抚恤优待条例》，1989 年发布《关于公费医疗保险的通知》，对公费医疗进行改革。1990年全国人大通过了《中华人民共和国残疾人保障法》,1991年国务院发布《关于企业养老保险制度改革的决定》。

1993年党的十四届三中全会通过的《中共中央关于建立社会主义市场经济体制若干问题的决定》把社会保障制度列为构筑我国社会主义市场经济体制的重要组成部分,我国社会保障制度改革从国有企业改革的配套措施转到按社会主义市场经济要求进行体制创新的阶段。1997年国务院先后发布了《关于在全国建立城市最低生活保障制度的通知》、《关于建立统一的企业职工基本养老保险制度的决定》等规范性文件,1998年底国务院又出台了《关于建立城镇职工基本医疗保险制度的决定》,1999年颁布了《失业保险条例》和《社会保险费征缴暂行条例》,2003年颁布了《工伤保险条例》。此外,生育保险、社会福利及社会优抚等方面也制定了一些法规和政策,初步奠定了与社会主义市场经济相适应的社会保障法的基本框架。

2008年,修订了《中华人民共和国残疾人保障法》。同年,《中共中央、国务院关于促进残疾人事业发展的意见》明确要求,健全残疾人社会保障制度,加强残疾人服务体系建设,缩小残疾人生活状况与社会平均水平的差距,实现残疾人事业与经济社会协调发展。2010年,中华人民共和国国务院办公厅转发中国残联等部门和单位《关于加快推进残疾人社会保障体系和服务体系建设指导意见的通知》,在全国范围内开展了残疾人社会保障体系和服务体系建设的工作,使残疾人社会保障事业迈向了新的里程。

(二)我国残疾人社会保障的特点

目前,我国社会保障制度的基本体系已经形成(图6-3-1)。其中,公共福利包括道路、公园、交通等的建立或改造;福利补贴包括食品补贴、取暖补贴、交通补贴等;特殊福利指面对孤、老、残、幼等困难人群的福利。

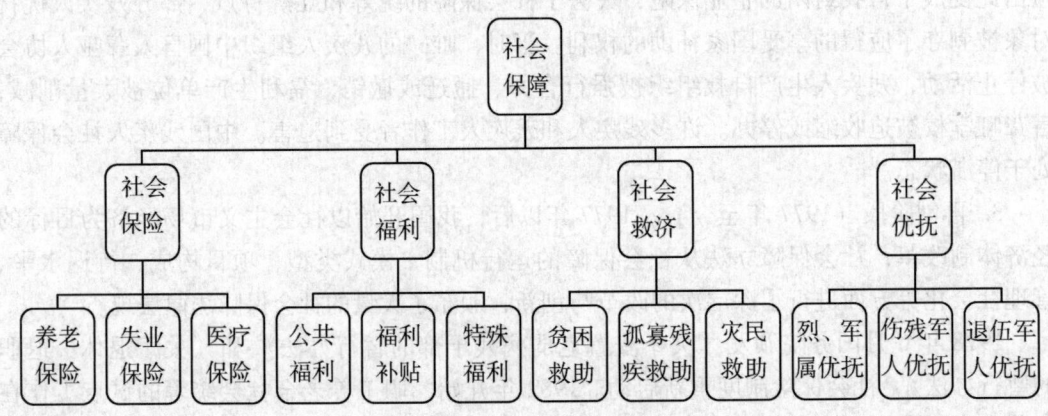

图6-3-1 我国的社会保障体系

我国残疾人在社会保障体系中得到了应有的保障,形成了符合我国国情的残疾人社会保障特点。

1. 建立了以基本养老与医疗保险为主的残疾人社会保险制度 在我国政府的关心和指导下,在全国开展残疾人社会保险工作。2002年上海市政府办公厅转发了《关于进一步加强本市残疾人劳动就业社会保险和社会救助工作的意见》,提出在政府的扶持与管理下,逐步地实现残疾职工社会保险的全覆盖。同年,上海市实施了推进残疾人职工社会基本保障工作的项目。

2005年开始,北京、上海、天津分别出台了针对参加养老保险有困难的个人以及在非正规组织中就业的残疾人参加社会保险给予一定经济补贴的措施。在国家推行农村养老保险、合作医疗工作之后,上海市积极推进农村残疾人养老保险、合作医疗工作并实现全员覆盖。北京市在2005年开展农村残疾人参加养老保险和合作医疗项目,2009年实现农村残疾人全员覆盖。从2007年起,全国各个地区积极地推进残疾居民参加基本养老保险和医疗保险工作,并对有困难的残疾人给予一定的经济补贴。

2. 基本形成以低保、重残家庭为重心,深化拓展残疾人社会救助　自国家在残疾人事业"八五计划纲要"提出对贫困残疾人实施社会救助以后,全国各地方的计划纲要中都对残疾人社会救助工作作了部署,为贫困残疾人基本生活问题的解决提供了更完善的政策保障。1993年,上海市实施城镇居民最低生活保障制度,把贫困残疾人纳入了低保范围。

根据1999年实施的《城市居民最低生活保障条例》规定,将符合条件的残疾人逐步纳入低保政策,并且其他救助政策大都以是否享受低保为依据。2000年,北京市提出了残疾人低保政策,并在两年之后把残疾人低保政策推行到了农村。2007年,重庆市政府出台城乡居民低保政策实施办法,许多城镇残疾人享受低保。

3. 建立了各类残疾人的安养与庇护项目　根据国家"残疾人事业计划纲要"对社会福利做出的规划,全国各地区实施一些项目来提高残疾人的社会福利。2005年,上海市开办阳光之家,对智障残疾人的生活和交往能力进行培训,也组织有一定劳动能力的智障人士从事简单劳动。2006年,上海市将"为重残无业人员提供安养服务"列入政府实事项目,解决了部分重残无业人员的安养问题,建立了重残无业人员养护制度。

2007年,广州市对重残无业及精神、智力残疾人的托养工作也进行了详细的规划,建立了形式多样的托养机构,解决了许多残疾程度较轻的智力、精神残疾人的生活保障和他们的集中托养的问题。武汉市建成十几个为智力残疾人专门设置的托养机构,使得智力残疾人享受到家庭照料、日间照料和寄宿型托养服务。

4. 残疾人社区服务网络逐步形成　2000年,我国政府在《关于加强社区残疾人工作的意见》中提出了发展社区服务建设、改善残疾人文化生活的各种措施,得到了全国的响应。残疾人社区服务的各级组织机构、人员组成、实施方法和管理方法不断完善,服务网络逐渐形成,为更多的残疾人提供了必要的保障(参见第四章)。

5. 无障碍环境初步建成　1989年,我国制定《方便残疾人使用的城市道路和建筑物设计规范》,明确规定城市市政建设、道路交通和公共建筑的标准,各大城市在不同程度地贯彻实施。2002年10月,建设部、民政部、中国残疾人联合会下达《关于开展全国无障碍设施建设示范城市工作的通知》,全国各大城市制定了无障碍设施建设和使用管理规定,初步形成了覆盖主要道路和公共场所、以公共交通无障碍及信息无障碍为特色的社会化、现代化的无障碍环境。

三、残疾人社会保障体系建设的措施

(一)制定政策,保障残疾人参加社会保险

1. 残疾人参加基本养老保险　养老保险是社会保障制度的重要组成部分,是社会保

险五大险种中最重要的险种之一。所谓养老保险是国家和社会根据一定的法律和法规，为解决劳动者在达到国家规定的解除劳动义务的劳动年龄界限，或因年老丧失劳动能力退出劳动岗位后的基本生活而建立的一种社会保险制度。

建立养老保险的制度，有利于劳动力群体的正常代际更替，老年人年老退休，新成长劳动力顺利就业，保证就业结构的合理化。养老保险为老年人提供了基本生活保障，使老年人老有所养。参加养老保险可免除后顾之忧，有利于社会的稳定。

各国设计养老保险制度多将公平与效率挂钩，尤其是部分积累和完全积累的养老金筹集模式。劳动者退休后领取养老金的数额，与其在职劳动期间的工资收入、缴费多少有直接的联系，这无疑能够激励劳动者在职期间积极劳动，提高效率，促进经济发展。

养老保险涉及面广，参与人数众多，其运作中能够筹集到大量的养老保险金，能为资本市场提供巨大的资金来源，尤其是实行基金制的养老保险模式，个人账户中的资金积累以数十年计算，使得养老保险基金规模更大，为市场提供更多的资金，通过对规模资金的运营和利用，有利于国家对国民经济的宏观调控。

2. 残疾人参加基本医疗保险　基本医疗保险是为补偿劳动者因疾病风险造成的经济损失而建立的一项社会保险制度。通过用人单位和个人缴费，建立医疗保险基金，参保人员患病就诊发生医疗费用后，由医疗保险经办机构给予一定的经济补偿，以避免或减轻劳动者因患病、治疗等所带来的经济风险。

基本医疗保险费由用人单位和个人共同缴纳，体现国家社会保险的强制特征和权利与义务的统一，可以扩大医疗保险资金的来源，明确单位和个人的责任，增强自我保障意识。

基本医疗保险支付范围仅限于规定的基本医疗保险药品目录、诊疗项目和医疗服务设施标准内的医疗费用。对提供基本医疗保险服务的医疗机构和药店实行定点管理，社会保险经办机构与基本医疗保险服务机构要按协议规定的结算办法进行费用结算。

基本医疗保险基金实行财政专户管理，社会保险经办机构要建立健全规章制度，统筹地区要设立基本医疗保险社会监督组织，加强社会监督。

3. 残疾人参加工伤保险　各企业、有雇工的个体工商户必须为本单位残疾职工办理工伤保险，并缴纳工伤保险费。残疾职工因工受到事故伤害或患职业病，用人单位应及时救治并申报工伤认定和劳动能力鉴定，按规定及时足额享受工伤保险待遇。重视残疾职工工伤康复，逐步完善工伤保险职业康复制度，增加残疾人工伤保险职业康复项目。

4. 残疾人参加失业保险　失业保险是指国家通过立法强制实行的，由社会集中建立基金，对因失业而暂时中断生活来源的劳动者提供物质帮助的制度。它是社会保障体系的重要组成部分，是社会保险的主要项目之一。

失业保险主要是为了保障有工资收入的劳动者失业后的基本生活而建立的，其覆盖范围包括劳动力队伍中的大部分成员。因此，在确定适用范围时，参保单位应不分部门和行业，不分所有制性质，其职工应不分用工形式，不分家居城镇、农村，解除或终止劳动关系后，只要本人符合条件，都有享受失业保险待遇的权利。

失业保险是通过国家制定法律、法规来强制实施的。按照规定，在失业保险制度覆盖范围内的单位及其职工必须参加失业保险并履行缴费义务。根据有关规定，不履行缴费义务的单位和个人都应当承担相应的法律责任。

失业保险基金主要来源于社会筹集，由单位、个人和国家三方共同负担，缴费比例、缴费方式相对稳定，筹集的失业保险费不分来源渠道，不分缴费单位的性质，全部并入失业保险基金，在统筹地区内统一调度使用以发挥互济功能。城镇企业事业单位必须按规定为残疾职工办理失业保险并缴纳失业保险费。残疾职工失业后，有关部门要协助其按时足额领取失业保险金并享受其他相关待遇。

5. 残疾人参加生育保险　生育保险是国家通过立法，怀孕和分娩的妇女劳动者暂时中断劳动时，由国家和社会提供医疗服务、生育津贴和产假等必要的经济补偿和医疗保健的社会保险制度。

城镇企业必须为符合条件的残疾女职工办理生育保险并缴纳生育保险费。参加生育保险的残疾女职工计划内生育的各项医疗费用可略高于限额标准报销，具体比例由各地确定，确保残疾女职工按时足额享受各项生育津贴。

（二）提高社会救助标准，改善残疾人的生活

1. 保障残疾人的基本生活

（1）低保条件的残疾人：对符合城市低保条件的残疾人要应保尽保，残疾人本人在已补差的基础上按保障标准的20%上浮计算补差额。将符合条件的农村残疾人优先纳入农村低保，主要成员重度残疾、缺失劳动力，基本没有收入来源的家庭纳入一类标准保障范围。

（2）救助条件的残疾人：符合医疗救助条件的残疾人，民政部门要优先纳入医疗救助范围，救助标准要适当提高。

（3）临时救助条件的残疾人：对符合临时救助条件的残疾人家庭，民政部门要及时给予临时救助，情况特殊的可给予二次救助。对城乡流浪乞讨的残疾人，流浪地相关部门要及时救助，并和户口所在地联系予以妥善安置。各级供养服务机构要优先集中供养残疾人五保户，逐步提高分散供养残疾人五保户的生活标准。

2. 保障残疾人的基本住房　保障性住房要对低收入残疾人家庭做出安排，并优先解决残疾人家庭住房困难问题。对符合廉租住房、公共租赁住房和经济适用住房条件的城市残疾人家庭，优先安排配租、配售，并在选择房源、楼层等方面给予照顾。对符合廉租住房保障条件的贫困和重度残疾人家庭，市、县人民政府在发放租赁补贴时给予优先照顾。将农村贫困残疾人家庭优先纳入住房补助范围，适当提高住房补助标准，优先将农村贫困残疾人无房户、危房户纳入农村危房改造范围并予以重点保障。

3. 保障残疾人教育　对接受义务教育的残疾学生、贫困残疾人子女，在免除学杂费的同时，免费提供教科书，并给予学习生活费补助。将普通高校全日制本专科、中等职业学校、普通高中、职业高中及特殊教育学校职业高中班就读的残疾学生全部纳入国家资助政策体系，并优先享受校内奖（助）学金和特殊困难补助。各级政府设立特殊教育专项补助费，保证特殊教育正常运转和进一步发展所必需的办学经费。积极发展残疾儿童学前康复教育，推行残疾儿童学前三年普及康复教育。

4. 保障残疾人的医疗康复　对重度残疾人和贫困残疾人参加城镇职工基本医疗保险、城镇居民基本医疗保险和新型农村合作医疗制度个人缴费有困难的，经批准可从医疗救助

基金中代缴，并按规定享受同等医疗待遇；其医疗费用在报销后的个人承担部分，自付费用仍有较大负担的，由民政部门根据实际情况给予二次救助。对贫困精神残疾人给予免费服药和治疗，费用由政府承担。

残疾人凭证到各类公益性医疗机构就医，免收普通挂号费。在由政府举办的社区卫生服务机构、乡镇卫生院就医，免收挂号费。将符合规定的残疾人康复医疗项目纳入基本医疗保险支付范围，稳步提高待遇水平。通过各级财政预算安排、社会捐助及个人与单位负担等多渠道筹集资金，用于有康复需求的残疾人和新增的残疾人开展康复服务，财政投入随着国民经济发展和财政收入增长逐步增加。地方政府安排资金对贫困地区残疾人康复工作予以支持。

5. **保障残疾人就业** 依法大力推进按比例安排残疾人就业。用人单位安排大中专残疾人毕业生就业的，在享受国家相关优惠政策的基础上，给予一次性岗位补贴，补贴经费从当地残疾人就业保障金中支出。县级以上政府要兴办福利企业、盲人按摩机构、工（农）疗机构、庇护性工厂等集中安置残疾人就业，并鼓励和扶持社会力量创办以上机构安排残疾人就业。鼓励和扶持残疾人自谋职业、自主创业、组合从业，对残疾人自主创业的按规定从残疾人就业保障金中给予创业补贴。对从事个体经营的残疾人，免除行政事业性收费。财政拨款单位收取的经营服务性收费，按最低标准收取。

6. **加强无障碍设施建设** 对不按照无障碍建设强制性标准进行无障碍设计施工的建设项目，建设行政主管部门不予办理竣工备案手续，经验收不合格的建设工程不得投入使用。公共交通逐步完善无障碍设备。各级政府应当对贫困残疾人家庭住宅无障碍改造给予资助。文化、科普、体育、娱乐、交通、购物、饮食、医院等各类公共场所的停车场优先设置残疾人专用停车泊位，残疾人机动轮椅车在公共停车场免费停放。政务信息公开采取信息无障碍措施，公共服务机构要安装和提供语音、文字提示、盲文、手语等无障碍服务。

（三）落实政策，提高残疾人的社会福利水平

1. **营造良好的残疾人社会福利环境** 科学、系统地改善各级各类福利机构的设施条件，安排符合条件的残疾人在良好的环境中工作生活。制定完善残疾人养育、康复、教育、就业、住房等相配套的综合性福利政策。社会力量兴办或支持残疾人福利事业。

2. **完善补助制度** 逐步建立城乡贫困残疾人定期生活补助和重度残疾人护理补贴制度。落实政府对困难残疾人生活补助的规定。对精神、智力、重度残疾人托养服务、日间照料、居家安养等予以经费补贴，所需经费列入同级财政预算。落实计划生育特别扶助政策，残疾人独生子女伤残或因故不再生育的家庭，按照有关规定发放扶助金。

3. **提高生活福利水平** 落实残疾人乘坐公共客运车辆或船舶的优惠规定，重度和贫困残疾人免费乘坐城市公共交通车辆并随身携带辅助器具。落实残疾人免费进入各公共场所的优惠规定。贫困残疾人家庭和福利机构优惠安装燃气、有线电视的初装费及有线电视费等。重度残疾、一户多残、老残一体及特困残疾人家庭生活用水、用电、用气、用暖缴费确有困难的，相关单位应优惠收取费用。

4. **加大资金投入** 将残疾人康复、教育、就业、托养、文化体育、综合服务等服务设施建设纳入城乡公益性建设项目，在立项、规划和建设用地等方面优先安排，加大投

入,重点扶持,并向经济后发展和农村地区倾斜。对残疾人综合服务设施建设给予适当补贴。鼓励和支持各类民间组织、企业、个人和社会资本参与发展残疾人服务业,各级政府和有关部门在资金、场地、人才等方面予以扶持。

(四)发挥残疾人组织的作用

各级残疾人组织在政府的领导下,承办和管理残疾人康复、就业、职业教育、托养等服务项目,掌握残疾人社会保障和服务的基本情况和基础数据,积极向政府反映残疾人的特殊困难和需求,协助政府做好有关政策法规、规划的制定和行业管理工作。发挥残疾人专门协会的代表、服务、维权职能,促进各项社会保障和服务措施的落实。

(桑德春　李建军)

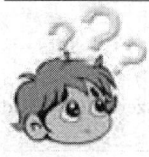

思考题
1. 我国有哪些康复组织?
2. 你认为我国康复事业如何与国际康复事业接轨?
3. 我国残疾人社会保障有哪些特点?
4. 残疾人社会保障体系如何建立?

主要参考文献

1. 缪鸿石，主编．康复医学理论与实践．上海：上海科学技术出版社，2000
2. 卓大宏，主编．中国康复医学，第二版．北京：华夏出版社，2003
3. ［日］津山直一，编．標準リハビリテーシヨン医学．东京：医学書院，1996
4. ［日］高桥精一郎．理学疗法学概论．东京：神陵文库，1999
5. ［日］矢谷令子．作业疗法概论．东京：协同医书出版社，2002
6. WHO. International Classification of Impairments, Disabilities and Health. Geneva, Switzerland：World Health Organization, 2001
7. Randall L. Braddom, Physical Medicine and Rehabilitation. A. W. Saunders Philadelphia, 1996
8. 王宁华．康复医学概论．北京：人民卫生出版社，2008
9. 李贻能．康复医学概论．北京：高等教育出版社，2009
10. 杨毅．康复医学概论．上海：复旦大学出版社，2009
11. 熊恩富．康复医学基础．北京：人民军医出版社，2010
12. ［日］社团法人，日本作业疗法师协会．作业疗法概论．东京：协同医书出版社，1998
13. ［日］中村隆一．康复概论．东京：医齿药出版，1991
14. 谭工．康复医学导论．北京：人民卫生出版社，2010
15. 李建军，张通，桑德春．综合康复学．北京：求真出版社，2009
16. ［日］丸山仁司，著．霍明，译．临床运动学．北京：中国中医药出版社，2002
17. 励建安．临床运动疗法学．北京：华夏出版社，2005
18. 纪树荣．康复医学，第二版．北京：高等教育出版社，2010
19. 王茂斌．康复医学．北京：人民卫生出版社，2009
20. 柏树令．系统解剖学，第五版．北京：人民卫生出版社，2004
21. 钟国隆．生理学，第四版．北京：人民卫生出版社，2003
22. 李晓捷．人体发育学．北京：人民卫生出版社，2008
23. 朱镛连．神经康复学．北京：人民军医出版社，2010
24. 戴红．人体运动学．北京：人民卫生出版社，2008
25. 吴均林．医学心理学．北京：高等教育出版社，2006
26. ［日］松泽 正．理学疗法评价学．东京：金元出版株式会社，2001
27. 陈立典，主编．康复评定学．北京：科学出版社，2010
28. ［日］服部一郎，著．周天健，主译．康复技术全书．海口：海南出版社，2006
29. 第二次全国残疾人抽样调查办公室．第二次全国残疾人抽样调查主要数据手册．北京：华夏出版社，2007

30. 中华人民共和国卫生部医政司，主编．中国康复医学诊疗规范．北京：华夏出版社，1998
31. 罗治安．社区康复．北京：人民卫生出版社，2010
32. 何成奇．康复医学科管理指南．北京：人民军医出版社，2009
33. 教育部人事司．高等教育学．北京：高等教育出版社，2006
34. 南登昆．康复医学，第四版．北京：人民卫生出版社，2008
35. 全国残疾人康复工作办公室．社区康复工作上岗培训教材．北京：华夏出版社，2006
36. 中国残疾人联合会．残疾人工作基本知识读本．北京：华夏出版社，2009
37. 中国残疾人保障法．北京：中国法制出版社，2008
38. 北京市卫生局．北京地区专科医师培训细则．北京：中国协和医科大学出版社，2006
39. 孙光德，董克用．社会保障概论．北京：中国人民大学出版社，2004

图书在版编目(CIP)数据

康复医学导论/李建军,桑德春编著. —2版. —北京:华夏出版社,2012.1(2023.4重印)
高等医学院校康复治疗学专业教材
ISBN 978-7-5080-6768-1

Ⅰ.①康…　Ⅱ.①李…②桑…　Ⅲ.①康复医学-医学院校-教材　Ⅳ.①R49

中国版本图书馆CIP数据核字(2011)第258001号

康复医学导论

李建军　桑德春　编著

出版发行	华夏出版社有限公司
	(北京市东直门外香河园北里4号　邮编:100028)
经　　销	新华书店
印　　刷	三河市少明印务有限公司
装　　订	三河市少明印务有限公司
版　　次	2012年1月北京第2版
	2023年4月北京第6次印刷
开　　本	787×1092　1/16开
印　　张	11
字　　数	260千字
定　　价	25.00元

本版图书凡有印刷、装订错误,可及时向我社发行部调换